Marcos, Huber, Hlatky (Hg.): **Bier & Gesundheit**

Prof. Ascensión Marcos
Prof. DDr. Johannes Huber
Mag. Michael Hlatky (Hg.)

BIER & GESUNDHEIT

EIN FAKTENCHECK

Übersetzung aus dem
Niederländischen von Eubylon, Berlin

Wissenschaftliches Komitee

Prof. Arne Astrup | Dr. Ramon Estruch | Dr. Henk Hendriks | Prof. Frans Kok
Prof. Ascensión Marcos | Dr. Vincenzo Solfrizzi | Dr. Corina-Aurelia Zugravu

VERLAGSHAUS
DER ÄRZTE

Impressum

1. Auflage 2019

ISBN 978-3-99052-199-1

Redaktion: Nick Pasiecznik, 71550 Cussy en Morvan, Frankreich
Design: Studio Lakmoes, 6828 WE Arnhem, Niederlande
Umschlag: Grafikbüro Lisa Hahsler, 2232 Deutsch-Wagram, Österreich
Umschlagfoto: shutterstock (pogonici)
Grafische Adaptierungen Verlagshaus der Ärzte: Jessica Görz
Druck & Bindung: 2imPRESS, s.r.o., 83104 Bratislava
Printed in Slovakia

Aus Gründen der leichteren Lesbarkeit – vor allem in Hinblick auf die Vermeidung einer ausufernden Verwendung von Pronomen – haben wir uns dazu entschlossen, alle geschlechtsbezogenen Wörter nur in eingeschlechtlicher Form – der deutschen Sprache gemäß zumeist die männliche – zu verwenden. Selbstredend gelten alle Bezeichnungen gleichwertig für Frauen.

INHALT

VORWORT DER HERAUSGEBERIN

Bier ist seit Jahrtausenden ein Grundnahrungsmittel im europäischen Speiseplan und wurde im Laufe der Zeit immer mehr zu einem festen Bestandteil unserer Tradition und unserer Kultur. Hunderte verschiedene Biersorten werden in Europa gebraut. Bier wird aus natürlichen Rohstoffen hergestellt und kann eine wichtige Rolle in der Ernährung und dem Lebensstil der Erwachsenen spielen, sofern es in Maßen genossen wird. Dieses Buch bietet einen Überblick über den aktuellen Stand der Wissenschaft zu möglichen Vorteilen und Risiken eines maßvollen Bierkonsums. Gemeinsam mit den anderen Mitgliedern des Wissenschaftlichen Komitees habe ich alle Abschnitte auf wissenschaftliche Fundiertheit überprüft; die vielen von Kollegen begutachteten Veröffentlichungen, aus denen diese Informationen stammen, sind am Ende dieser Broschüre aufgeführt.

Exzessiver Konsum versus verantwortungsvoller Genuss

Bier enthält im Regelfall Alkohol. Daher muss auf die erwiesenen Gesundheitsrisiken im Zusammenhang mit einem unangemessenen und exzessiven Alkoholkonsum hingewiesen werden. Exzessiver Alkoholkonsum hat schädliche Auswirkungen auf den menschlichen Körper mit einem erhöhten Risiko für Organschädigungen aller Art, besonders für die Leber, aber auch für das Herz-Kreislauf-System und das zentrale Nervensystem. Zusätzlich kann Alkohol zu gesellschaftlichen Problemen wie einem erhöhten Unfallrisiko, Gewalt und Kriminalität führen. Neben diesen wohlbekannten negativen Effekten des Alkoholmissbrauchs zeigen die hier vorgestellten Ergebnisse deutliche Hinweise auf bestimmte Vorteile eines verantwortungsvollen Bierkonsums.

Trinken oder nicht trinken, das ist hier die Frage

Die Informationen in diesem Buch sind nicht dazu gedacht, Menschen, die gleich aus welchem Grund keinen Alkohol trinken, anzuregen, Bier aus gesundheitlichen Gründen zu konsumieren. Sinn dieser Schrift ist es, diejenigen zu informieren, die bereits gerne Bier trinken, und ihnen mitzuteilen, dass, in Maßen genossen, Bier Teil einer gesunden Ernährungsweise sein kann. Dennoch ist dies nicht als individuelle Ernährungsberatung zu verstehen. Entscheidungen und Empfehlungen zum Biergenuss und zum Alkoholkonsum im Allgemeinen müssen das volle Spektrum an möglichen Vorteilen und negativen Auswirkungen für jeden Einzelnen und die Gesellschaft als Ganzes berücksichtigen, gemäß den empfohlenen Grenzwerten und nach ärztlicher Rücksprache erfolgen.

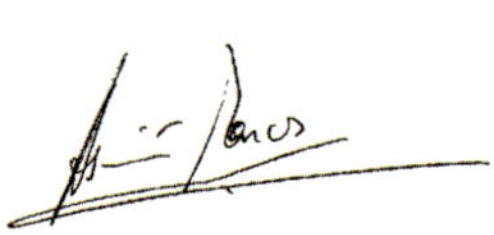

Prof. Ascensión Marcos
Herausgeberin

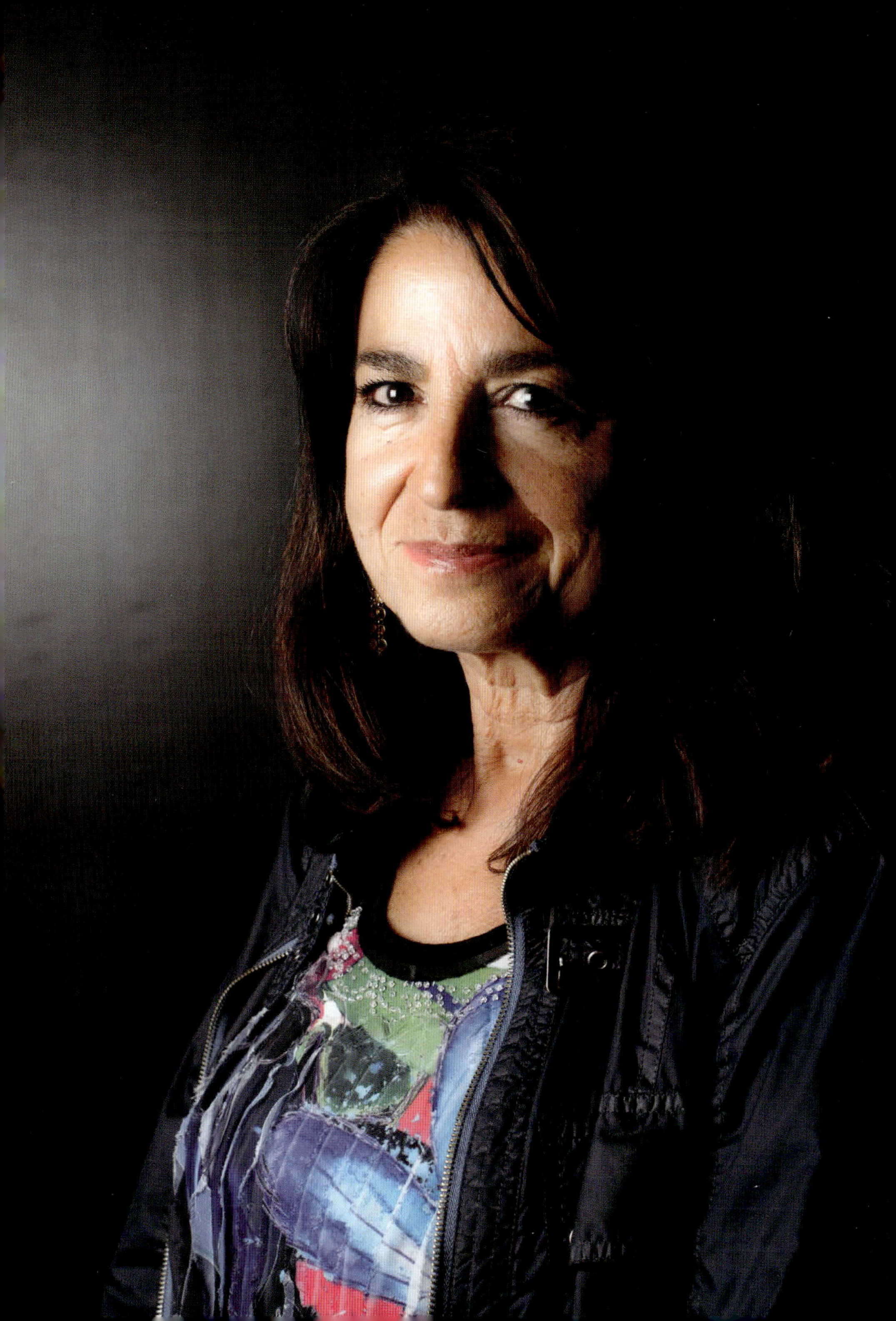

VORWORT DES WISSEN-SCHAFTLICHEN KOMITEES

Wir, das wissenschaftliche Komitee der Broschüre zu Bier und Gesundheit, haben den Inhalt geprüft und kommen zu dem Schluss, dass sämtliche wissenschaftliche Literatur zurate gezogen und angegeben wurde. Die Broschüre gibt den derzeitigen Wissensstand zum maßvollen Bierkonsum und zur Gesundheit exakt wieder.

Prof. Arne Astrup
Institut für Ernährung, Fitness und Sport, Universität Kopenhagen, Dänemark
Spezialgebiete: Adipositas, Energiestoffwechsel, metabolisches Syndrom, Diabetes, Diätfette

Dr. Ramon Estruch
Hospital Clinic, CIBER Adipositas und Ernährung, Universität Barcelona, Spanien
Spezialgebiete: Mediterrane Ernährung, Wein, Bier, Herz-Kreislauf-Erkrankungen, Arteriosklerose, Entzündungen

Dr. Henk Hendriks
Berater, Niederlande
Spezialgebiete: Ernährungsmedizinische Studien, funktionelle Ernährungsforschung, Stoffwechselstörungen, Gewichtskontrolle

Prof. Frans Kok, Vorsitzender
Emeritierter Professor für Ernährung und Gesundheit, Universität Wageningen Universität, Niederlande
Spezialgebiete: Ernährung zur Vorbeugung von Erkrankungen, Energiegleichgewicht und Körperzusammensetzung

Prof. Ascensión Marcos, Herausgeberin
Forschungsgruppe für Immunonutrition, Institut für Ernährungswissenschaften, Technologie und Ernährung, Spanischer Nationaler Forschungsrat, Madrid, Spanien
Spezialgebiete: Immunonutrition und Lebensstil

Dr. Vincenzo Solfrizzi
Abteilung für Geriatrische Medizin und Mnestik, Universität Bari, Italien
Spezialgebiete: Mediterrane Ernährung, Gedächtnisverlust, Prädemenz, Alzheimer und andere Demenzerkrankungen

Dr. Corina-Aurelia Zugravu
Universität für Medizin und Pharmazie Bukarest, Rumänien
Spezialgebiete: Gesundheitswesen, Ernährung, Gesundheitsförderung und Untersuchung der Nahrungsaufnahme

Im Namen des wissenschaftlichen Komitees

Prof. Frans Kok
Vorsitzender des wissenschaftlichen Komitees

VORWORT DER DEUTSCHSPRACHIGEN HERAUSGEBER

Das deutsche Biergesetz und der österreichische Lebensmittelcodex definieren Bier als „ein aus Zerealien, Hopfen und Wasser durch Maischen und Kochen hergestelltes, durch Hefe vergorenes, alkohol- und kohlensäurehaltiges Getränk". Diese rein technische Beschreibung fasst – juristisch trocken und korrekt – alle Zutaten und Verarbeitungsschritte zusammen, um aus natürlichen Zutaten ein erfrischendes Getränk zu erzeugen. Aber ist Bier nicht viel mehr, nämlich ein Kulturgetränk, das die Menschheit seit Jahrtausenden begleitet? Und hat Bier nicht neben der erfrischenden, durststillenden Komponente nicht auch positive gesundheitliche Auswirkungen? Und wie sieht es mit dem Alkohol aus, der notwendigerweise beim Bierbrauen entsteht?

Ein internationales Forscherteam hat sich diesen Fragen gestellt und zahlreiche Studien über die gesundheitlichen Aspekte eines mäßigen Biergenusses einem Faktencheck unterzogen. Sinn und Zweck einer solchen Zusammenstellung ist es, auf wissenschaftlicher Basis vorhandene Ergebnisse zu überprüfen, um diese dann evidenzbasiert bewerten zu können. In der Wissenschaft gelten Forschungsergebnisse so lange als akzeptiert, bis sie durch neue Studienergebnisse reproduzierbar widerlegt werden können. Das erklärt, warum es zu einem Untersuchungsbereich so viele unterschiedliche Meinungen gibt. Man braucht aber Evidenzen, um auf Basis dieser Ergebnisse einen breiten Diskurs über Vor- und Nachteile eines Untersuchungsbereichs führen zu können.

Beim Bier – das möchten wir nicht verschweigen – gehört der Alkoholanteil zu den eher „unerwünschten" Nebenwirkungen. Unbestritten ist, dass Alkohol ein Nervengift ist, das ein hohes Sucht- und Abhängigkeitspotential hat und bei exzessiver Einnahme massive und irreversible Schäden an Organen wie Leber und Gehirn hervorruft. Schon der große Arzt und Naturwissenschaftler Paracelsus (1493–1541), eigentlich Theophrastus Bombast von Hohenberg, wusste, dass „die Dosis das Gift macht" und sich positive Wirkungen aller Substanzen bei übermäßigem Gebrauch sehr rasch ins Gegenteil verwandeln können. Für die einen ist Alkohol ein Gift, dessen Einnahme auf jeden Fall reglementiert gehört, für andere wiederum sind Bier und alkoholische Getränke Genussmittel und legalisierte Drogen. Gesellschaftlich akzeptiert schaffen sie Arbeitsplätze und sichern dem Gemeinwesen Einnahmen über Steuern und Abgaben. Die Wahrheit liegt wahrscheinlich – wie so oft – irgendwo in der Mitte.

Jeder Mensch ist individuell und reagiert auf Lebensmittel und alkoholische Getränke anders. Bei einem Mann – keine Machoaussage – mit angenommen 90 Kilogramm Körpergewicht wirkt sich ein Glas Bier weniger stark aus als bei einer Frau mit knapp 50 Kilogramm. Das kann man leicht mit Vortestgeräten, wie sie die Exekutive verwendet, messen und feststellen. Genauso wirkt sich aus, ob Bier zum Essen oder auf nüchternen Magen getrunken wird. Ganz zu schweigen vom Umfeld, in dem Bier genossen wird, ob in entspannter Atmosphäre zum Tagesausklang oder unter Hektik im Alltag.

Der Großteil der Forschung über die gesundheitlichen Auswirkungen eines moderaten Alkoholkonsums konzentriert sich auf die allgemeine Gesundheit von Frauen und Männern in unterschiedlichen Altersgruppen. Einige Studien befassen sich zudem mit den Auswirkungen auf Menschen mit bereits bestehenden Erkrankungen wie etwa Diabetes oder Bluthochdruck.

Dass Alkoholkranke jeden Tropfen Alkohol meiden sollten, um nicht rückfällig zu werden, versteht sich von selbst. Leider sind hier alkoholfreie Biere nicht immer eine Alternative, da diese produktionsbedingt noch immer geringe Prozentanteile Alkohol enthalten können.

Dieses kleine Buch soll keine Anleitung sein, um mit dem Biertrinken zu beginnen, damit sich positive gesundheitliche Effekte einstellen. Mäßiger Biergenuss kann aber durchaus positive Wirkungen auf unsere Gesundheit haben. Wir glauben daher, dass mit dieser Zusammenstellung von Fakten die Basis für eine befruchtende Diskussionskultur geschaffen wurde. Aussagen wie „Teufelszeug und Gift“ auf der einen Seite sowie „Allheilmittel“ auf der anderen sind nicht die Basis für wissenschaftlich fundierte Erkenntnisse. „Die Wahrheit ist den Menschen zumutbar“, postulierte schon die große österreichische Schriftstellerin Ingeborg Bachmann (1926–1973). Faktum ist: Bier enthält Alkohol. Mäßig getrunken überwiegen aber seine positiven gesundheitlichen Aspekte.

Darum wünschen wir Ihnen mit dem Gruß der Brauer
„Hopfen und Malz, Gott erhalt's“ eine erbauliche Lektüre.

Univ.- Prof. DDr. Johannes Huber — Mag. Michael Hlatky

KERNBOTSCHAFTEN

- Bier ist ein vielseitiges Getränk mit relativ geringem Alkoholgehalt, das, sofern es in Maßen getrunken wird, Teil eines gesunden Lebensstils für Erwachsene sein kann.

- Aufgrund des Alkoholgehalts ist der Bierkonsum ein zweischneidiges Schwert. Es besteht kein Zweifel daran, dass ein übermäßiger Konsum kurz- und langfristig zu Schäden führen kann. Andererseits kann jedoch ein maßvoller Konsum positive Auswirkungen auf die Gesundheit haben.

- Den Menschen, die keine alkoholischen Getränke zu sich nehmen, wird nicht empfohlen, aus gesundheitlichen Gründen damit zu beginnen (auch nicht in Maßen). Alkoholgenuss kann in manchen Fällen zu Missbrauch und Suchtverhalten führen, was gesundheitsschädlich ist.

- Den Menschen, die Bier oder andere alkoholische Getränke zu sich nehmen, wird empfohlen, dies maßvoll als Teil eines gesunden Lebensstils zu tun.

- Für manche Gruppen und unter gewissen Umständen, z.B. für Menschen unter der gesetzlichen Altersgrenze für den Kauf von alkoholischen Getränken, beim Fahren, dem Bedienen von Maschinen, vor körperlicher Betätigung wie z.B. Sport, bei Einnahme bestimmter Medikamente, für Frauen während der Schwangerschaft oder mit Kinderwunsch, stillende Mütter, Patienten mit früherer Alkoholabhängigkeit oder Erkrankungen der Leber, des Verdauungstraktes oder der Bauchspeicheldrüse ist es besser, gar keine alkoholischen Getränke zu sich zu nehmen.

- Die jahrelange einschlägige wissenschaftliche Forschung auf der ganzen Welt legt nahe, dass ein regelmäßiger Konsum von bis zu zwei Bier pro Tag für erwachsene Männer und bis zu einem Bier pro Tag für erwachsene Frauen positive Auswirkungen auf die Gesundheit haben kann. Dies geht einher mit einem geringeren Gesamtsterblichkeitsrisiko, vor allem aufgrund eines geringeren Risikos für Herz-Kreislauf-Erkrankungen, Typ-2-Diabetes und vermutlich Demenz (siehe Kapitel 5, 6, 8 und 10). Dennoch sollte ein maßvoller Alkoholgenuss stets als Ergänzung und nicht als Alternative zu anderen Elementen eines gesunden Lebensstils gesehen werden, die die Risiken für chronische Erkrankungen wie die koronare Herzerkrankung und Typ-2-Diabetes senken.

- Der Genuss von allen alkoholischen Getränken, darunter auch Bier, kann zu einem erhöhten Krebsrisiko an Brust, Dickdarm, Kopf und Hals, Leber und Speiseröhre führen, manchmal zu geringgradigen Tumoren (siehe Kapitel 7). Daher sollten Konsumenten mit einer bereits erhöhten Wahrscheinlichkeit, an solchen Tumoren zu erkranken, ihren Alkoholkonsum senken.

- Da es kein typisches „Standardgetränk" gibt, wird in dieser Broschüre „ein Getränk" als die Menge definiert, die 10 g Alkohol enthält, was z.B. 250 ml an 5 %-igem Bier entspricht (siehe Kapitel 1).

- Bier wird aus natürlichen Zutaten hergestellt: Wasser, Getreide, Hopfen und Hefe. Bier enthält in der Regel Alkohol und geringe Mengen an Vitamin B, Mineralien, Polyphenolen und Ballaststoffen (siehe Kapitel 2).

- Das Verhältnis zwischen Körpergewicht und Bierkonsum ist komplex. Es sieht aber danach aus, dass eine Gewichtszunahme mit einem höheren Konsum alkoholischer Getränke, darunter auch Bier, assoziiert ist (siehe Kapitel 3).

- Alkoholfreies Bier kann eine gute Alternative sein. Einige Studien haben vorwiegend positive Auswirkungen von alkoholfreiem Bier auf den Wasserhaushalt, das Stillen, bei Unruhe, auf den Schlaf und die Herz-Kreislauf-Biomarker gezeigt; weitere Forschungen hierzu sind jedoch erforderlich (siehe Kapitel 4).

BIER UND GESUNDER LEBENSSTIL

Ein maßvoller Biergenuss kann Teil eines gesunden Lebensstils für Erwachsene sein und positve Auswirkungen auf die Gesundheit haben.

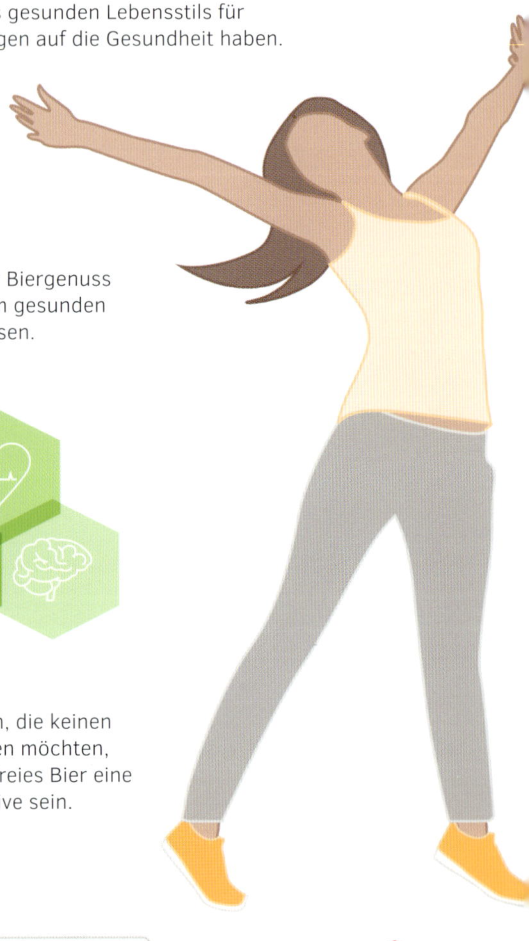

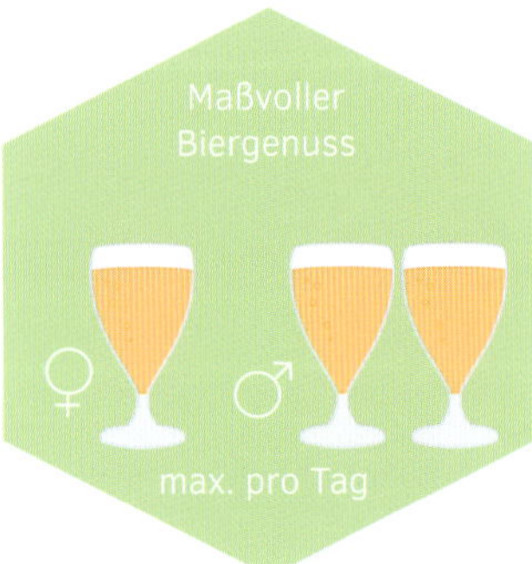

Ein maßvoller Biergenuss kann zu einem gesunden Lebenstil passen.

Ein maßvoller Alkoholkonsum kann das Risiko für Herz-Kreislauf-Erkrankungen, Typ-2-Diabetes und Demenz senken.

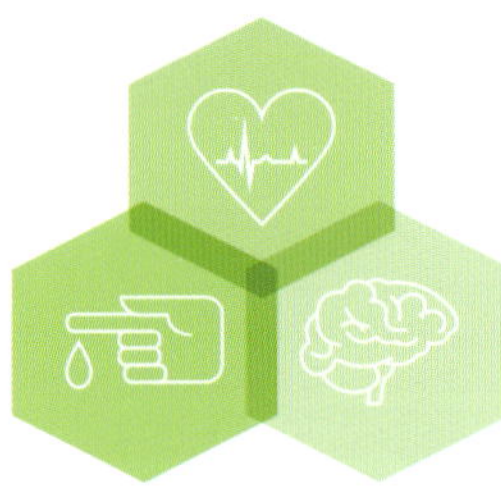

ALKOHOLFREI

Für Menschen, die keinen Alkohol trinken möchten, kann alkoholfreies Bier eine gute Alternative sein.

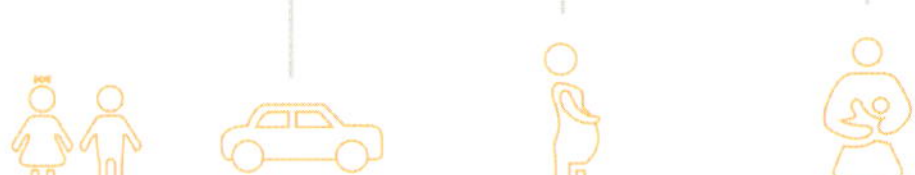

Trinken Sie keinen Alkohol, wenn Sie:

- das gesetzliche Mindestalter noch nicht erreicht haben
- am Straßenverkehr teilnehmen
- schwanger sind oder einen Kinderwunsch haben
- stillen

Es besteht kein Zweifel, dass übermäßiger Alkoholkonsum kurz- und langfristig schädlich sein kann.

Die potenziellen Auswirkungen auf die Gesundheit gelten nur für einen maßvollen Biergenuss bei Erwachsenen. In dieser Infografik wird maßvoller Biergenuss definiert als nicht mehr als zwei 25 cl an 5 %igem Bier (oder zwei 33 cl an 3,8 %igem Bier oder zwei 10 cl an 13 %igem Wein) pro Tag für Männer und jeweils nicht mehr als die Hälfte für Frauen. Dies mag je nach Alter, Größe und Gesamtbefinden ▶

Ein maßvoller Alkoholkonsum kann das Gesamtsterblichkeitsrisiko senken.

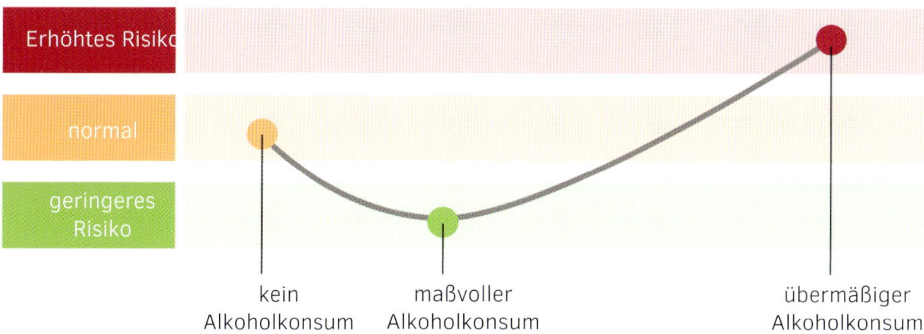

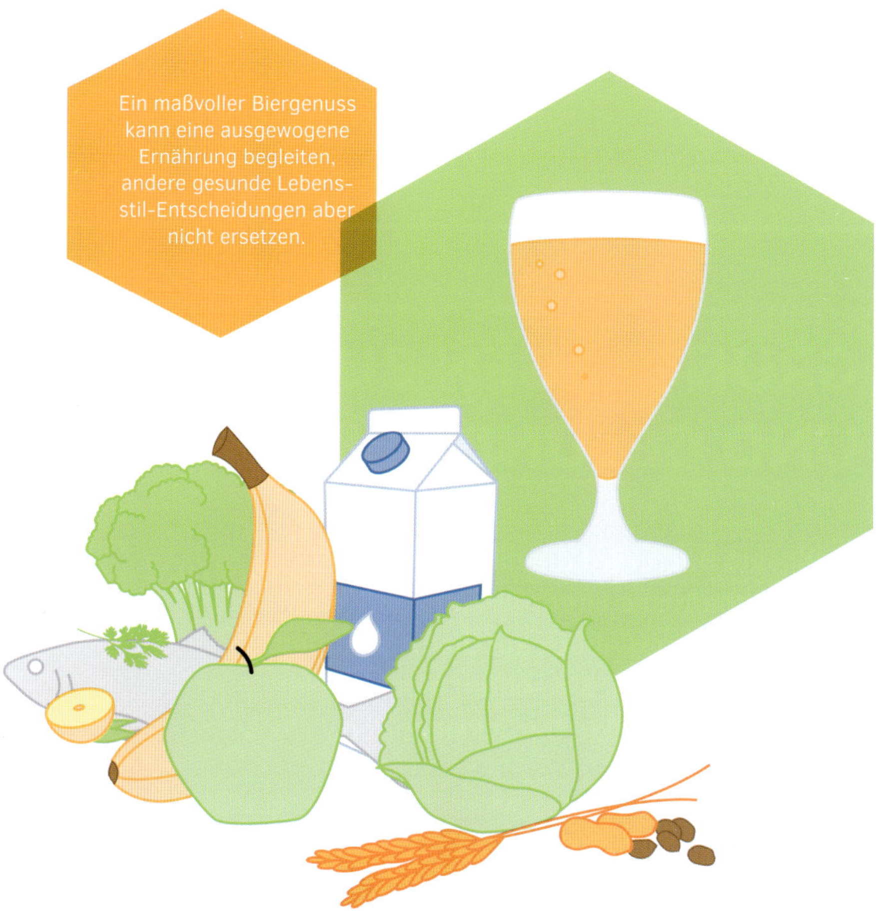

Ein maßvoller Biergenuss kann eine ausgewogene Ernährung begleiten, andere gesunde Lebensstil-Entscheidungen aber nicht ersetzen.

unterschiedlich sein. Ein auch sonst gesunder Lebensstil wird dringend empfohlen. Für eine persönliche Beratung wenden Sie sich bitte an Ihren Hausarzt. Bitte berücksichtigen Sie, dass dies keinen Richtwert für den Alkoholkonsum darstellt. Alle Aussagen aus dieser Infografik werden durch wissenschaftliche Erkenntnisse gestützt und können auf www.beerandhealth.eu nachgelesen werden.

1

GRUNDLAGEN ZU BIER UND GESUNDHEIT

In diesem Buch wird die einschlägige wissenschaftliche Literatur zum maßvollen Bierkonsum im Hinblick auf die Gesundheit zusammengefasst. Sie sollten jedoch beim Lesen einige Aspekte berücksichtigen.

- Bier enthält im Regelfall Alkohol, was positive Auswirkungen auf Ihre Gesundheit haben kann, sofern es in Maßen genossen wird, d.h. bis zu zwei Getränke pro Tag für erwachsene Männer und bis zu einem Getränk am Tag für erwachsene Frauen.

- Da es kein typisches „Standardgetränk"gibt, wird in dieser Broschüre „ein Getränk" als die Menge definiert, die 10 g Alkohol enthält.

- Für manche Gruppen und unter gewissen Umständen, z.B. für Menschen unter der gesetzlichen Altersgrenze für den Kauf von alkoholischen Getränken, beim Fahren, dem Bedienen von Maschinen, vor körperlicher Betätigung wie z.B. Sport, bei Einnahme bestimmter Medikamente, für Frauen während der Schwangerschaft oder mit Kinderwunsch, stillende Mütter, Patienten mit früherer Alkoholabhängigkeit oder Erkrankungen der Leber, des Verdauungstrakts oder der Bauchspeicheldrüse ist es besser, gar keine alkoholischen Getränke zu sich zu nehmen.

- Für eine persönliche Beratung zum Alkoholgenuss wenden Sie sich im Zweifel bitte an Ihren Hausarzt.

1.1 Bier versus Alkohol

Bier enthält im Regelfall Alkohol, und der Alkohol ist für einige der positiven Auswirkungen auf die Gesundheit verantwortlich, sofern er in Maßen konsumiert wird. Daher handeln einige Kapitel in dieser Broschüre vom Alkoholkonsum im Allgemeinen und auch die Auswirkungen anderer alkoholischer Getränke außer Bier werden angesprochen. Unter allen alkoholischen Getränken hat Bier einen relativ geringen Alkoholgehalt (im Schnitt 4 bis 5 %). In weiteren Kapiteln geht es vor allem um die potenziellen gesundheitheitlichen Wirkungen von Bier aufgrund der natürlichen Rohstoffe, aus denen Bier gebraut wird.

1.2 Interpretation der wissenschaftlichen Forschung zu Bier und Gesundheit

Jahrelange wissenschaftliche Forschungen legen nahe, dass ein regelmäßiger Bierkonsum von bis zu zwei Gläsern täglich für erwachsene Männer und bis zu einem Glas täglich für erwachsene Frauen (bei Vermeidung eines exzessiven Konsums) eine gesundheitsfördernde Wirkung haben kann. Diese Aussage darf jedoch nicht für die Gesamtbevölkerung ►

Abbildung 1. Trinkrichtwerte in Europa

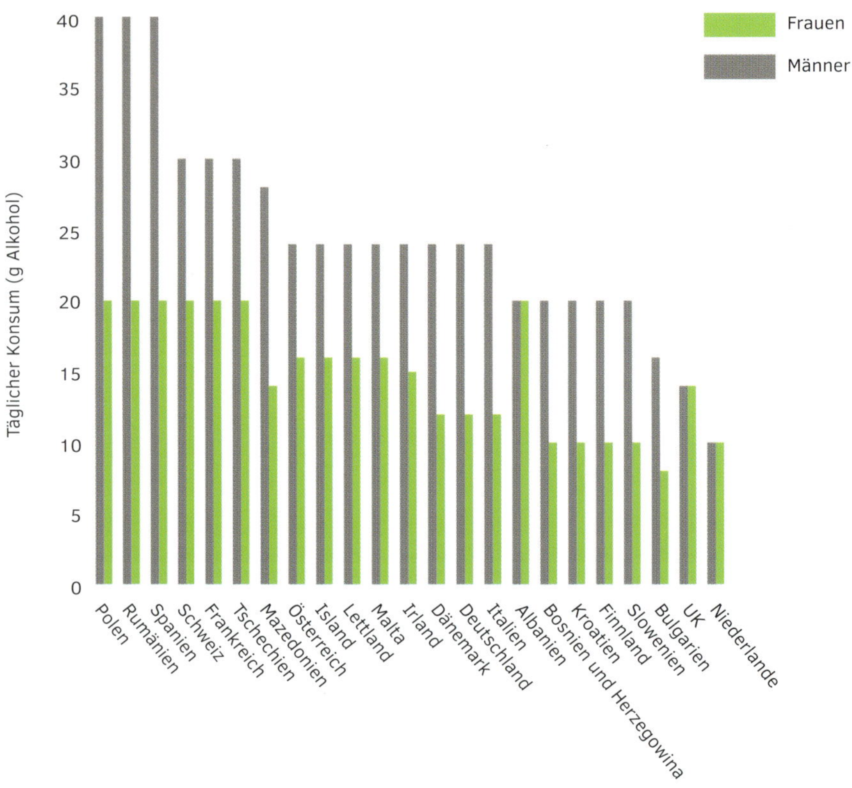

Quellen: Nationale Richtwerte und www.iard.org (April 2016)

Aussagekraft der wissenschaftlichen Forschung

In den Gesundheitswissenschaften werden verschiedene Arten von Studien durchgeführt, um die Muster, Ursachen und Wirkungen von Gesundheit und Erkrankungszuständen in klar umrissenen Populationen zu analysieren und zu verstehen. Abbildung 2 zeigt die Aussagekraft der Schlussfolgerungen aus unterschiedlichen Studien.

Populationsstudien (Beobachtungsstudien)

Bei einer Populationsstudie, z.B. einer Kohortenstudie oder einer Fall-Kontroll-Studie, wird eine große Personengruppe über einen langen Zeitraum hinweg beobachtet, um alle gemeinsamen Faktoren (des Lebensstils) zu identifizieren, die bei Menschen, die an einem bestimmten Leiden erkranken, vorliegen können. Da die Wissenschaftler jedoch nicht alle Faktoren während der Studien kontrollieren können, ist es möglich, dass einige von ihnen übersehen oder inkorrekt mit bestimmten Erkrankungsrisiken in Verbindung gebracht werden. Ein kausaler Zusammenhang kann daher anhand einer Populationsstudie nicht nachgewiesen werden.

Interventionsstudien (experimentelle Studien)

In den Interventionsstudien, z.B. randomisierten kontrollierten Studien, werden Faktoren (des Lebensstils) an den Probanden willkürlich variiert, um zu sehen, ob diese irgendwelche Wirkungen hervorrufen. Interventionsstudien können Einblicke in die biologischen Mechanismen liefern, durch die ausgewählte Faktoren (des Lebensstils) eine Erkrankung beeinflussen.

Systematische Bewertung

Eine systematische Bewertung beinhaltet eine gründliche, umfassende und eindeutige Integration und Analyse der bestehenden wissenschaftlichen Literatur, um stärkere Zusammenhänge zu erkennen.

Metaanalysen

Eine Metaanalyse ist ein statistischer Ansatz, um Daten aus einer systematischen Überprüfung zu kombinieren, auch wenn nicht alle Daten aus systematischen Überprüfungen für Metaanalysen geeignet sind. ■

Abbildung 2. Rangfolge des wissenschaftlichen Nachweises

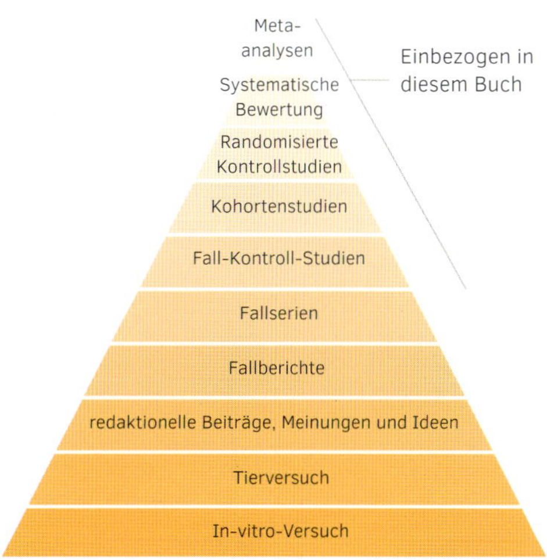

verallgemeinert werden, da Einzelne eine medizinische oder familiäre Vorgeschichte oder einen bestimmten Lebensstil aufweisen, die dem allgemeinen Trend zuwiderlaufen. Deshalb werden in diesem Text die Wörter „kann" oder „potenziell" häufig verwendet. Für eine persönliche Beratung zum Alkoholgenuss wenden Sie sich im Zweifel bitte an Ihren Hausarzt. Eine Eigenschaft der wissenschaftlichen Forschung ist es, dass die Ergebnisse neuer Studien zu neuen Erkenntnissen führen können, aber erst wenn genügend Beweise hierfür vorliegen, werden auch Empfehlungen geändert. In dieser Broschüre wird der aktuelle Stand der Forschung basierend auf den neuesten wissenschaftlich belegten Erkenntnissen präsentiert.

1.3 Wie viel ist maßvoll?

Empfehlungen zu den sicheren Grenzen des Alkoholkonsums variieren von Land zu Land (siehe Abbildung 1) und reichen von maximal 8–40 g täglich. Auch schwankt die Alkoholmenge für jedes einzelne „Standardgetränk" beträchtlich je nach Größe des Glases und der Stärke des Getränks, und zwar gemäß den unterschiedlichen historischen Traditionen und Bräuchen in Europa zwischen 8 und 20 g pro Getränk. Für spezifische Angaben zur Alkoholmenge, die bestimmte gesundheitsfördernde Wirkungen hervorruft, wird der Alkoholgehalt in dieser Broschüre in Gramm (g) angegeben.

Definition von maßvollem Alkoholkonsum

In dieser Broschüre ist maßvoller Alkoholkonsum definiert als der regelmäßige Genuss von Alkohol bis zu 20 g pro Tag für erwachsene Männer und bis zu 10 g pro Tag für erwachsene Frauen (bei Vermeidung exzessiven Trinkens) (siehe Kapitel 10), wobei eine gewisse Spanne um den optimalen, maßvollen Pegel berücksichtigt wird.

Hinweis für die Leser

Die Menschen geben den Alkoholkonsum oft in „Gläsern" statt in Gramm an. So etwas wie ein „Standardglas" gibt es aber nicht. Volumen und Stärke eines Getränkes sind von Land zu Land und von Konsument zu Konsument unterschiedlich. Um so objektiv und informativ wie möglich zu sein, steht der Begriff „Glas" in dieser Broschüre für ein Glas, das 10 g Alkohol enthält. Tabelle 1 zeigt die Größe der verschiedenen Gläser mit unterschiedlichem Alkoholgehalt in Volumenprozent. ►

Tabelle 1. Volumen verschiedener Getränke, von denen jedes 10 g Alkohol enthält

Getränk	Volumen (ml)
Bier 3,8 % Alk.	330
Bier 5 % Alk.	250
Wein 13 % Alk.	100
Spirituosen 40 % Alk.	30

Was bedeutet relatives Risiko?

In diesem Buch erfahren Sie, wann der Bierkonsum das Risiko, an bestimmten Leiden zu erkranken, erhöht oder senkt. Dabei ist unbedingt zu beachten, dass diese Zahlen für relative Risiken stehen. Zum Beispiel kann jemand mit einer Wahrscheinlichkeit von 20 % an einem Leiden erkranken, und ein maßvoller Bierkonsum kann dieses Risiko um 10 % senken. Dies bedeutet, dass das Risiko um 2 % (10 % von 20) gesenkt wird, d.h. von 20 % auf 18 %, wenn Bier in Maßen genossen wird, und nicht, dass das Risiko auf 10 % gesenkt wird. Wenn von einem erhöhten Risiko die Rede ist, muss das bestehende Risiko bekannt sein, um den Umfang des Problems zu verstehen. ■

Kulturelle Unterschiede in den Trinkgewohnheiten

Früher gab es deutliche Unterschiede in den Trinkgewohnheiten in Nord- und Osteuropa im Vergleich zu Südeuropa. Heute jedoch beobachten wir, dass die kulturellen Unterschiede in den Trinkgewohnheiten geringer werden.[1,2]

Aktuelle Trinkgewohnheiten

In Ländern, in denen traditionell Bier getrunken wird, wie z.B. Deutschland, ist der Bierkonsum gesunken und der Weinkonsum gestiegen. In Ländern mit einer traditionellen Weinkultur wie Frankreich, Italien und Spanien ist auch eine Bierkultur entstanden.[2] Dieser Wandel der Trinkgewohnheiten wird von Änderungen der Trinkmuster begleitet. Saufgelage kamen früher vorwiegend in Nord- und Osteuropa vor, werden heute aber, wenn auch nirgends in gleichem Maße, unter Jugendlichen auf dem gesamten Kontinent beobachtet.[2,3]

Den „typischen" europäischen Konsumenten gibt es nicht

Auch wenn heute Bier und Wein in allen Ländern getrunken werden und sowohl übermäßige als auch maßvolle Konsumenten in allen Ländern zu finden sind, gibt es nach wie vor unterschiedliche Trinkkulturen in den einzelnen Ländern. So ist es nicht möglich, vom europäischen Konsumenten als einem einheitlichen Typ des Trinkers zu sprechen.

Trinkumgebung

Alkohol wird in praktisch allen sozialen Umgebungen getrunken. In Südeuropa gehörte der Alkoholgenuss traditionell zum Alltag dazu, wie z.B. zu allen Mahlzeiten. In Nord- und Mitteleuropa trinken die Menschen häufig Alkohol, wenn sie ausgehen. Diese Trinkmuster vermischen sich immer mehr, und Alkohol wird sowohl zu den Mahlzeiten als auch zu anderen Gelegenheiten getrunken.[4] Besondere Ereignisse wie Geburtstage oder Hochzeiten bieten auch die Gelegenheit, Alkohol zu konsumieren.[2,5]

Auswirkungen auf die Gesundheit

Die Alkoholkonzentration im Blut steigt nicht so schnell, wenn Alkohol zu den Mahlzeiten getrunken wird, im Vergleich zum Alkoholgenuss auf nüchternen Magen (siehe Kapitel 2). Die Verschiebung der Konsummuster von mäßigen Mengen Alkohol während der Mahlzeiten hin zum Konsum berauschender Mengen,auch wenn dies nur gelegentlich passiert, schadet der Gesundheit und macht die positiven Wirkungen eines gemäßigten Alkoholkonsums auf Herz und Kreislauf zunichte.[6] ■

1.4 Maßvoll ist nicht immer vernünftig

Für manche Gruppen und unter gewissen Umständen ist es besser, gar keine alkoholischen Getränke zu sich zu nehmen. Dies gilt in folgenden Fällen:

- Personen unter dem gesetzlichen Alter für den Kauf von alkoholischen Getränken*
- Frauen während der Schwangerschaft oder mit Kinderwunsch
- stillende Mütter
- beim Fahren
- beim Bedienen von Maschinen
- vor körperlicher Betätigung wie z.B. Sport
- bei Einnahme bestimmter Medikamente
- Patienten mit früherer Alkoholabhängigkeit oder Erkrankungen der Leber, des Verdauungstrakts oder der Bauchspeicheldrüse.

Ebenso wird Menschen, die keine alkoholischen Getränke zu sich nehmen, nicht empfohlen, aus gesundheitlichen Gründen damit zu beginnen (auch nicht in Maßen). Alkoholgenuss kann in manchen Fällen zu Missbrauch und Suchtverhalten führen, was gesundheitsschädlich ist.

Das gesetzliche Alter für den Kauf von Bier liegt in den verschiedenen europäischen Ländern zwischen 16 und 18 Jahren. ■

WISSENSWERT

Aufsparen und nur am Wochenende Alkohol zu trinken ist ungesund

Die meisten gesundheitsfördernden Wirkungen hat Alkohol, wenn er regelmäßig über die Woche verteilt konsumiert wird. Die Forschung legt nahe, dass ein Trinkmuster mit hohem Alkoholkonsum („Rauschtrinken“, definiert als fünf oder mehr Getränke bei einem einzigen Anlass für Männer und vier oder mehr Getränke für Frauen) die Gesundheit negativ beeinträchtigen kann, auch wenn der Konsum über die Woche hinweg maßvoll ist. Von Rauschtrinken ist auf jeden Fall abzuraten.[6,8-11] ■

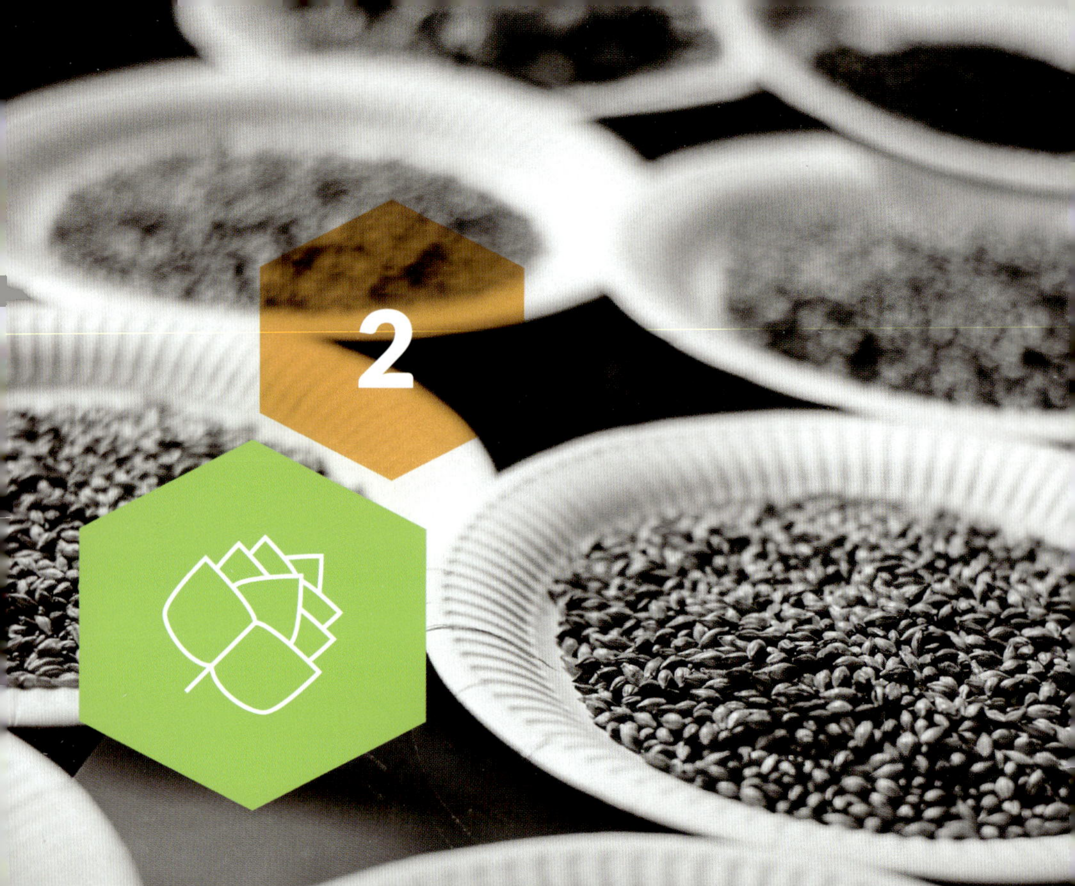

2

BESTANDTEILE DES BIERES

Bier wird aus natürlichen Zutaten hergestellt, darunter gemälztes Getreide (meistens Gerste), Hopfen, Hefe und Wasser. Dank dieser Zutaten enthält Bier Mineralien, Vitamine, Ballaststoffe und Polyphenole, die die Ernährung des Menschen positiv unterstützen können. Auch kann der Alkohol im Bier positive Wirkungen auf die Gesundheit haben, sofern er in Maßen genossen wird.

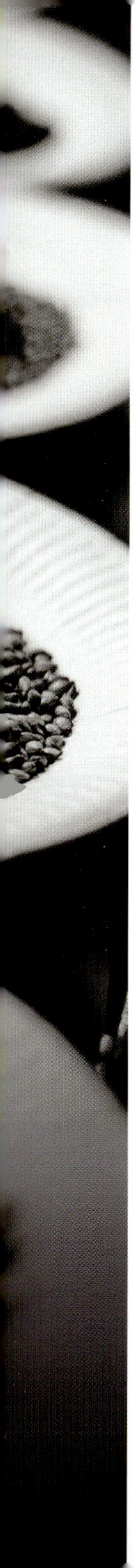

- Bier wird aus natürlichen Zutaten hergestellt: Wasser, Getreide, Hopfen und Hefe.
- Dank dieser natürlichen Zutaten kann Bier die Ernährung positiv ergänzen, besonders durch B-Vitamine, Polyphenole und Ballaststoffe.
- Durch eine ausgewogene Ernährung erhalten die meisten Menschen genügend Nährstoffe aus der Nahrung, auch ohne Bier zu konsumieren.
- Wenn Sie Bier trinken, denken Sie daran, dass Sie es in Maßen als Teil einer ausgewogenen Ernährung zu sich nehmen sollten.

2.1 Was ist in einem Bier enthalten?

Zusätzlich zu den positiven Auswirkungen des maßvollen Alkoholkonsums (siehe Kapitel 5, 6, 8 und 9) kann Bier auch einen kleinen Beitrag zur gesunden Ernährung leisten, indem es bestimmte B-Vitamine, Mineralien, Polyphenole und Ballaststoffe liefert. Die tatsächliche Zusammensetzung verschiedener Biere schwankt stark je nach den verwendeten Rohstoffen und der Art der Herstellung. Tabelle 2 zeigt die durchschnittliche Zusammensetzung eines regulären Pils-/Lagerbieres bezüglich der empfohlenen täglichen Nährstoffzufuhr. Die ernährungswissenschaftlichen Highlights werden in diesem Kapitel erörtert. Gluten, das Menschen mit Zöliakie meiden müssen, wird auch erwähnt. Bei einer ausgewogenen Ernährung erhalten die meisten Menschen genügend Nährstoffe, aber Bier kann auch einen Beitrag zu einer ausgewogenen Ernährung leisten, solange es in Maßen genossen wird.

2.2 Vitamine

Geringe Mengen an B-Vitaminen sind in Bier enthalten und ihre Bioverfügbarkeit wurde durch Interventionsstudien bestätigt, in denen ein erhöhter Absorptionswert für B-Vitamine bei maßvollem Bierkonsum (330 ml pro Tag bei Frauen und 660 ml pro Tag bei Männern) nachgewiesen wurde.[17,18]

Folsäure- und Homocysteinspiegel

Eine experimentelle Studie und eine Populationsstudie haben gezeigt, dass Bierkonsum aufgrund des hohen Folsäuregehalts dabei helfen kann, den Homocysteinspiegel in einem normalen Bereich zu halten [17,19], während Wein, Wodka und Whiskey keine messbaren Mengen an Folsäure enthalten [20]. Erhöhte Homocysteinspiegel finden sich bei Menschen mit Herz-Kreislauf-Erkrankungen oder Alzheimer, auch wenn Metaanalysen zeigen, dass eine Senkung des Homocysteinspiegels durch die Zufuhr von B-Vitaminen keine signifikante Wirkung auf Herz und Kreislauf, kognitives Altern oder die Sterblichkeit hat.[21,22]

2.3 Mineralien

Getreide, Wasser, Hopfen, Hefe und Herstellungsbedingungen können alle zum Mineralstoffgehalt im Bier beitragen.[23] Rund 75 % der Mineralien im Bier stammen aus dem Malz, die restlichen 25 % aus dem Wasser.[24] Zu den für die Gesundheit wichtigen Mineralien zählen Silizium, Kalium und Natrium.

Silizium

Viele biologische Funktionen von Silizium sind nach wie vor unbekannt, und daher wurden auch noch keine Empfehlungen für den täglichen Siliziumbedarf erstellt.[25] Bier ist eine wesentliche Siliziumquelle in der Nahrung und beinhaltet 6,4–56,5 mg/l [26], im Schnitt ~19 mg/l Silizium. Nach dem Bierkonsum steigen die Siliziumspiegel im Serum und im Harn beträchtlich an. Dies beweist, dass Bier eine schnell bioverfügbare Siliziumquelle ist[27], und Biere, die mit Gerste gebraut wurden, haben in der Regel mehr Silizium als Weizenbiere. Hopfen enthält wesentlich mehr Silizium als Getreide, jedoch ist Hopfen in viel geringeren Mengen in Bier enthalten als Getreide. Weine und Spirituosen haben einen vergleichsweise niedrigen Siliziumgehalt[13] Eine systematische Bewertung zeigt, dass die in den vergangenen 30 Jahren gesammelten Belege darauf hindeuten, dass Silizium eine wichtige Rolle bei der Knochenbildung und für die Gesundheit der Knochen und des Bindegewebes spielt [13], und es wird angenommen, dass der Siliziumgehalt im Bier zu einigen dieser positiven Wirkungen beitragen kann [28]. Weitere Forschung ist jedoch erforderlich, um zu klären, ob das durch einen maßvollen Bierkonsum bereitgestellte Silizium tatsächlich das Risiko für die Entwicklung einer Osteoporose senkt (siehe Kapitel 9).

Kalium-Natrium-Verhältnis

Bier hat ein relativ hohes Kalium-Natrium-Verhältnis (meist 4:1), was sich günstig auf den Erhalt eines normalen und gesunden Blutdrucks auswirkt.[29]

2.4 Polyphenole

In den vergangenen zehn Jahren gab es aufgrund ihrer beobachteten antioxidativen und entzündungshemmenden Wirkung ein steigendes Interesse an den potenziell gesundheitsfördernden Wirkungen von

Tabelle 2. Durchschnittliche Zusammensetzung eines regulären Pils-/ Lagerbieres in Europa bezüglich der empfohlenen Nahrungsmenge

Inhaltsstoff	Einheit	durchschnittlicher Gehalt in Bier pro 100 ml	Täglicher Bedarf für Erwachsene (19–50 Jahre) [14-16]	
			Männer	Frauen
Wasser	g	93	3700	2700
Alkohol	%	4,4	-	-
Kohlenhydrate	g	2,9	130	130
Protein	g	0,34	56	46
Energyie	kcal	39	2550	1940
Ballaststoffe[12]	g	0,2	38	25
Vitamine				
Thiamin B_1	mg	0,01	1,0	0,8
Riboflavin B_2	mg	0,03	1,3	1,1
Niacin B_3	mg	0,65	17	13
Pantothensäure B_5	mg	0,06	5	5
Pyridoxin B_6	mg	0,04	1,4	1,2
Folsäure	µg	5,25	200	200
Cobalamin B_{12}	µg	0,05	1,5	1,5
Mineralien				
Kalzium	mg	4,90	700	700
Kupfer	mg	0,01	1,2	1,2
Eisen	mg	0,09	8,7	14,8
Kalium	mg	35,33	3500	3500
Magnesium	mg	7,54	300	270
Mangan	mg	0,02	3	3
Silizium[13]	mg	1,92	n.b.	n.b.
Natrium	mg	4,51	1600	1600
Phosphor	mg	19,42	550	550
Selen	µg	0,31	75	60
Zink	mg	0,03	9,4	6,8

n.b. = nicht bestimmt

Quellen:
Zusammensetzung von Bier: Entnommen aus den Daten der Nahrungszusammensetzung aus 16 europäischen Ländern über www.EuroFIR.org (ausgenommen Daten zu Ballaststoffen und Silizium).
Ernährungsempfehlungen: Europäische Behörde für Lebensmittelsicherheit[14], Britische Stiftung für Ernährung[15], Food and Nutrition Board[16]

pflanzlichen Polyphenolen in der Ernährung. Epidemiologische Studien und dazugehörende Metaanalysen weisen darauf hin, dass ein langfristiger Konsum von Lebensmitteln, die reich an pflanzlichen Polyphenolen sind, einen Schutz gegen die Entwicklung von Krebserkrankungen, Herz-Kreislauf-Erkrankungen, Diabetes, Osteoporose und neurodegenerativen Erkrankungen bietet.[30]

Polyphenole in Bier

Mehr als 35 phenolische Verbindungen wurden im Bier identifiziert, von denen 80–90 % aus Malz und 10–20 % aus dem Hopfen stammen.[23] Die Gesamtmenge der Polyphenole variiert je nach Biertyp, bestimmt durch die Rohstoffe und Brauverfahren. Pro Getränk (basierend auf gleichem Alkoholgehalt) enthält Bier mehr als doppelt so viele Polyphenole als Weißwein und die halbe Menge als Rotwein.[31] Das in Bier vorkommende Xanthohumol und seine Abbauprodukte Isoxanthohumol und das Phytoestrogen 8-Prenylnaringenin zeigten in vitro gesundeitliche Eigenschaften wie antikarzinogene, antiinvasive, entzündungshemmende und antioxidative Wirkungen. Weitere Studien am Menschen sind jedoch erforderlich, um zu bestimmen, ob die durch einen maßvollen Bierkonsum erreichten Plasmakonzentrationen solcher Verbindungen dieselbe Bioaktivität haben wie sie in vitro beobachtet wurden.[32]

Herz-Kreislauf-Erkrankungen und Polyphenole

Wie aus Kapitel 5 hervorgeht, kann der Konsum von 10–20 g Alkohol täglich eine schützende Wirkung gegen Herz-Kreislauf-Erkrankungen haben. Verschiedene Studien gehen davon aus, dass weitere Faktoren im Bier (und im Wein) ebenfalls eine Schutzfunktion haben können – vor allem Polyphenole[32,33] –, und zwei Studien legen nahe, dass Polyphenole in alkoholfreiem Bier ebenfalls eine Rolle spielen können (siehe Kapitel 4). Mehr randomisierte klinische Studien mit dem Schwerpunkt auf der Erkennung der tatsächlichen Mechanismen hinter der Wirkung der Polyphenole sind notwendig, um zu verstehen, ob und wie sie zur Schutzfunktion beitragen können.

2.5 Ballaststoffe

Auch wenn internationale Tabellen zur Lebensmittelzusammensetzung keine Ballaststoffe in Bier ausweisen, so ist es erweisen, dass Lager- und dunkle Biere doch Mengen an löslichen Ballaststoffen (1,87–2,02 g/l) enthalten. Lösliche Ballaststoffe in Bier stammen aus den Zellwänden der Gerste und die unverdaulichen Kohlenhydrate (β-Glucan and Arabinoxylan) sind die größten Ballaststoffbestandteile.[12] Die European Food Safety Authority (EFSA) kam zu dem Schluss, dass β-Glucan aus Gerste nachweislich die Cholesterinwerte im Blut senkt. Es sollten mindestens 3 g Gersten-β-Glucan täglich konsumiert werden, um den gewünschten Effekt zu erzielen.[34] Gersten-β-Glucane werden oft in Bier gefunden, jedoch schwanken die Werte je nach Brauverfahren stark und weitere Forschung ist erforderlich.

2.6 Gluten

In Europa leiden ca. 1 % der Erwachsenen und Kinder unter Zöliakie, einer Autoimmunstörung, bei der das Immunsystem auf Gluten reagiert.[35] Da Bier in der Regel aus gemälzter Gerste oder Weizen hergestellt wird, enthält es auch geringe Mengen an Gluten. Es ist jedoch problematisch, den Glutengehalt im Bier zu bestimmen, da die im Codex Alimentarius beschriebene Methode nicht für die Anwendung an hydrolisierten und fermentierten Produkten gültig ist.[36] Menschen mit diagnostizierter Zöliakie sollten daher nur Bier mit dem offiziellen Glutenfrei-Logo konsumieren.[37] Offiziell glutenfreie Biere werden unter Einsatz von Techniken gebraut, die den Glutengehalt in Gerstenbier senken, glutenfreies Getreide verwenden oder fermentierbare Zucker oder Sirupe verwenden.[38] ■

WISSENSWERT

Es ist besser, alkoholische Getränke auf vollen Magen zu trinken

Wird Alkohol auf nüchternen Magen konsumiert, wird er schneller aufgenommen, als wenn der Magen voll ist. Da der Abbau von Alkohol nicht von Faktoren abhängt, die direkt beeinflusst werden können, sind die Spitzenwerte bei der Blutalkoholkonzentration (BAK) höher, wenn alkoholische Getränke auf nüchternen Magen getrunken werden, als wenn sie kurz nach einer Mahlzeit konsumiert werden.[39] Doch es kommt auch auf die Art des alkoholischen Getränks an. Auf nüchternen Magen getrunken, führen hochkonzentrierte Getränke wie Spirituosen zu einem höheren Spitzenwert bei der Blutalkoholkonzentration als dieselbe Menge an Alkohol im Bier. Wenn Alkohol zum oder kurz nach dem Essen konsumiert wird, zeigt sich der höchste BAK-Spitzenwert bei stärker verdünnten Getränken wie Bier, aber dieser Spitzenwert ist immer noch geringer, als wenn Bier auf nüchternen Magen getrunken wird. Um hohe BAK-Spitzenwerte zu vermeiden[40], ist es daher besser, alkoholische Getränke zum oder kurz nach dem Essen zu konsumieren oder Getränke mit geringerem Alkoholgehalt wie Bier vorzuziehen.

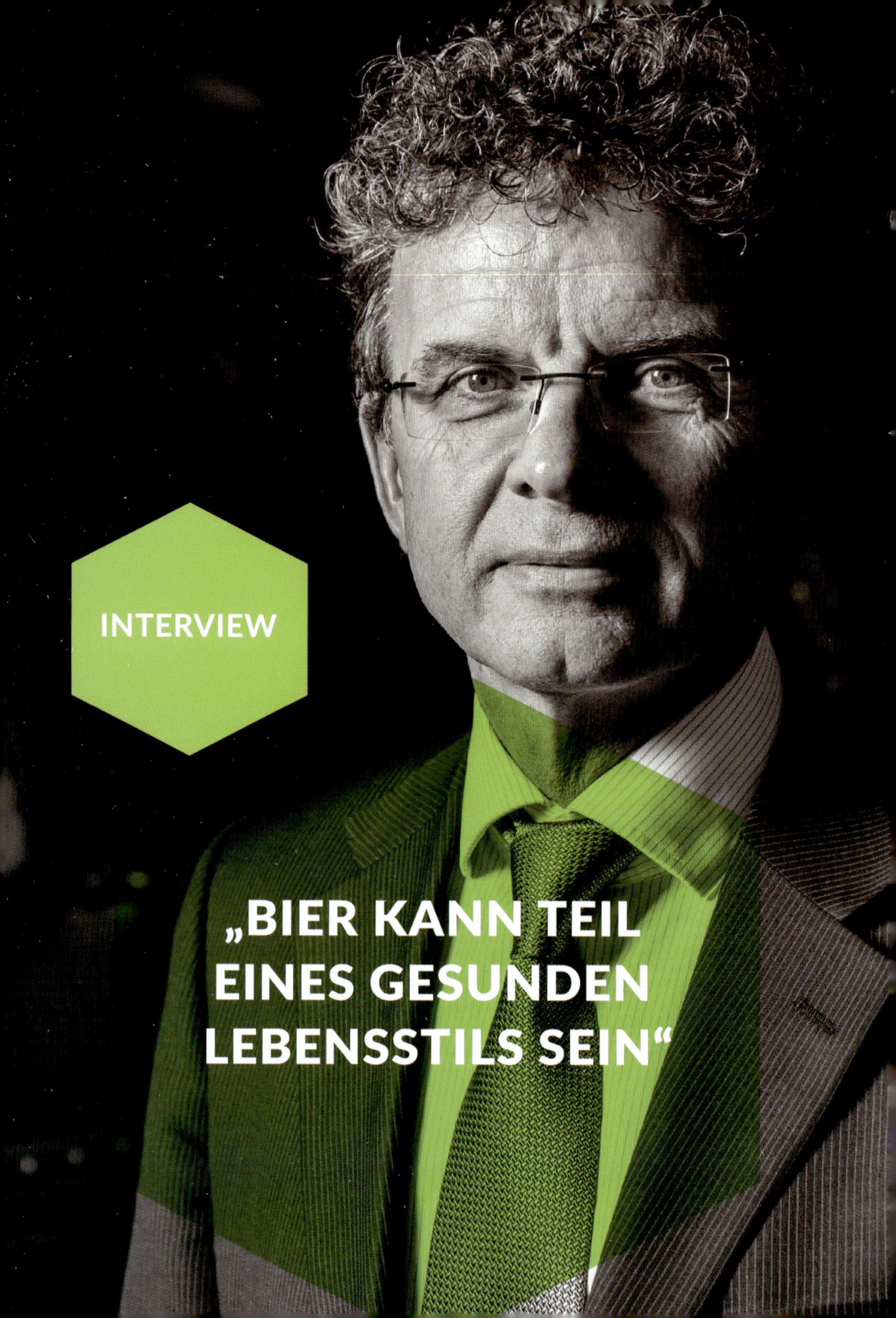

INTERVIEW

„BIER KANN TEIL EINES GESUNDEN LEBENSSTILS SEIN“

PROF. FRANS KOK

Emeritierter Professor für Ernährung und Gesundheit, an der Universität Wageningen, Niederlande
Spezialgebiete: Ernährung zur Vorbeugung von Erkrankungen, Energiegleichgewicht und Körperzusammensetzung

Wie passt maßvoller Bierkonsum zu einem gesunden Lebensstil?
„Zunächst einmal gibt es ein eindeutiges Risiko für medizinische und soziale Schäden aufgrund von Alkoholmissbrauch. Und man muss keine alkoholischen Getränke für gesundheitliche Zwecke zu sich nehmen. Es gibt viele andere Wege, um gesund zu bleiben. Erwachsenen, die den Konsum von alkoholhaltigen Getränken gewöhnt sind, wird empfohlen, ihren Konsum auf maximal zwei Getränke am Tag für Männer und maximal ein Getränk am Tag für Frauen zu begrenzen. Das günstigste Trinkmuster ist das tägliche oder beinahe tägliche Trinken bei gleichzeitiger Vermeidung des eindeutig schädlichen Rauschtrinkens. Wenn man dies berücksichtigt, kann Bier Teil eines gesunden Lebensstils sein."

Wenn Bier in Maßen genossen wird, welche Auswirkungen hat es auf die Gesundheit?
„Erwachsene, die ihren Bierkonsum auf ein bis zwei Gläser täglich beschränken, haben ein geringeres Risiko für Herz-Kreislauf-Erkrankungen, Typ-2-Diabetes und Demenz. Darüber hinaus wird Bier nur aus natürlichen Zutaten hergestellt, in denen sich geringe Mengen an B-Vitaminen aus dem Getreide und der Hefe sowie Ballaststoffe und Polyphenole aus dem Getreide und dem Hopfen finden, die sich ebenfalls günstig auswirken können. Weitere Forschung ist aber unerlässlich. Und denken Sie daran, dass die meisten Menschen bei einer ausgewogenen Ernährung genügend Nährstoffe aus ihrem Essen erhalten."

Was würden Sie gerne im Bereich „maßvoller Bierkonsum als Teil eines gesunden Lebensstils" untersuchen, wenn Ihre Mittel unbegrenzt wären?
„Es gibt alkoholfreie, alkoholarme und alkoholhaltige Biere. Es wäre interessant zu sehen, ob und wie sich diese Getränke in ihrem Einfluss z.B. auf die Rehydration unterscheiden. Mit der steigenden Lebenserwartung und der höheren Zahl älterer Menschen wird die Hydrierung zu einem wichtigen Thema."

WESENTLICHES ÜBER BIER

Bier ist ein fermentiertes Getränk mit relativ niedrigem (oder keinem) Alkoholgehalt, dessen natürliche Zutaten geringe Mengen an wertvollen Nährstoffen, Mineralien und Vitaminen enthalten.

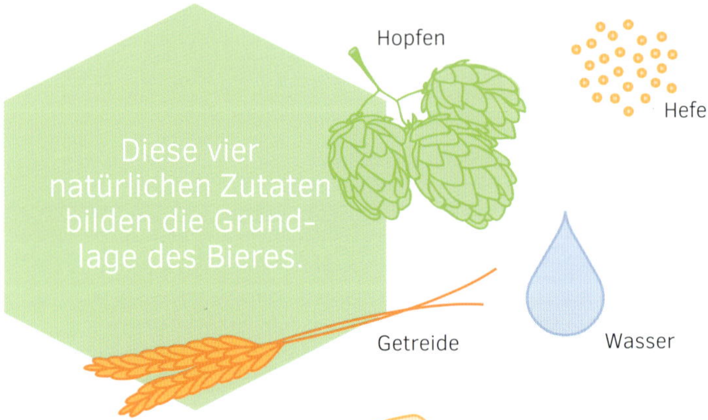
Diese vier natürlichen Zutaten bilden die Grundlage des Bieres.
Hopfen
Hefe
Getreide
Wasser

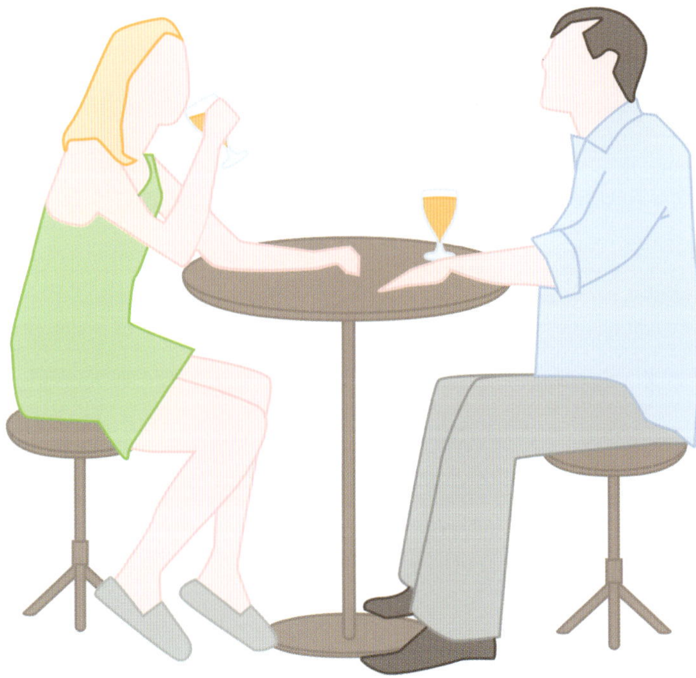

Die potenziellen Auswirkungen auf die Gesundheit gelten nur für einen maßvollen Biergenuss bei Erwachsenen. In dieser Infografik wird maßvoller Biergenuss definiert als nicht mehr als zwei 25 cl an 5 %igem Bier (oder zwei 33 cl an 3,8 %igem Bier oder zwei 10 cl an 13 %igem Wein) pro Tag für Männer und jeweils nicht mehr als die Hälfte für Frauen. Dies mag je nach Alter, Größe und Gesamtbefinden ►

Durchschnittliche Zusammensetzung eines Pilsner-Typ, Lagerbier in Europa.

92% Wasser

4,4% Alkohol

3% Kohlenhydrate

0,3% Protein

0,2% Ballaststoffe

0% Fett

0% Cholesterin

Bier enthält auch geringe Mengen wertvoller Inhaltsstoffe:

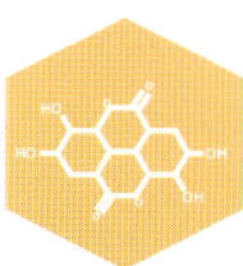

Polyphenole (könnten am Schutz des Herzens beteiligt sein)

B_3, B_6, B_{12}, Folat

B-Vitamine

K, Si, Mg, P

Mineralien

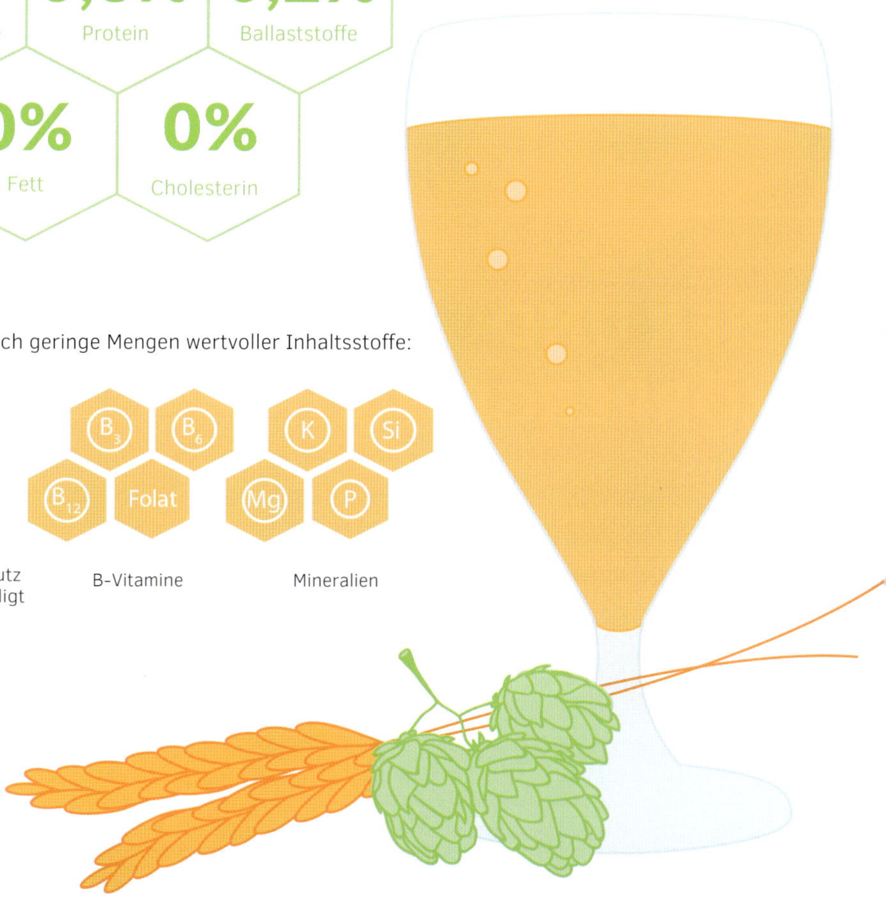

unterschiedlich sein. Ein auch sonst gesunder Lebensstil wird dringend empfohlen. Für eine persönliche Beratung wenden Sie sich bitte an Ihren Hausarzt. Bitte berücksichtigen Sie, dass dies keinen Richtwert für den Alkoholkonsum darstellt. Alle Aussagen aus dieser Infografik werden durch wissenschaftliche Erkenntnisse gestützt und können auf www.beerandhealth.eu nachgelesen werden.

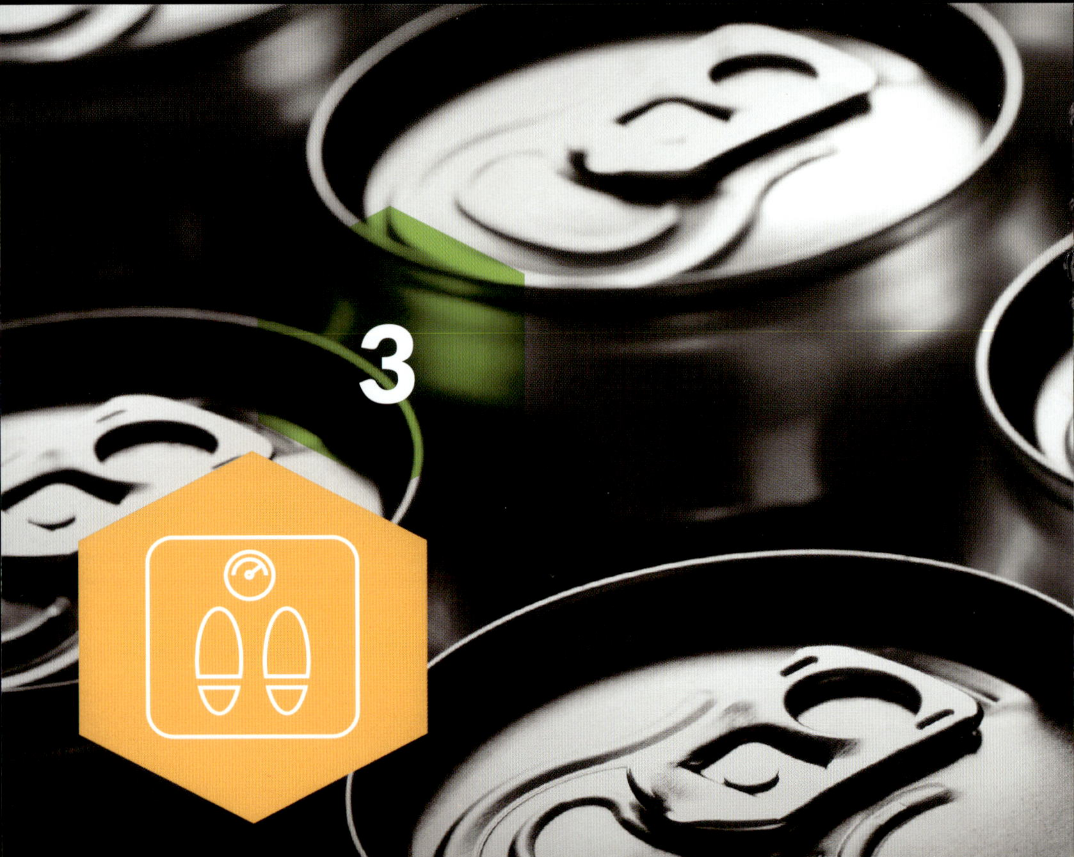

3

BIER UND KÖRPERGEWICHT

Es ist ein weit verbreiteter Glaube, dass alkoholische Getränke, vor allem Bier, zu Gewichtszunahme besonders um den Bauch herum führen. Allerdings sind die wissenschaftlichen Beweise dafür nicht eindeutig. Alkoholische Getränke sind sicher kalorienhaltig, doch es scheint, dass eine Gewichtszunahme nur mit höheren Konsummengen verbunden ist. Ein maßvoller Alkoholkonsum, vor allem bei Frauen, scheint nicht mit Gewichtszunahme in Verbindung zu stehen.

- Im Bier stammen rund zwei Drittel der Kalorien aus dem Alkohol und rund ein Drittel aus Kohlenhydraten.
- Es scheint, dass eine Gewichtszunahme meist mit einem höheren Konsum an Bier und anderen alkoholischen Getränken einhergeht, aber nicht mit einem maßvollen Genuss, insbesondere bei Frauen.
- Der Zusammenhang zwischen Körpergewicht und Alkoholkonsum ist komplex, wobei nicht nur Menge und Art des konsumierten Alkohols, sondern auch Trinkmuster, Geschlecht, Art des Getränks und Lebensstil eine Rolle spielen können.
- Der Zusammenhang zwischen Alkoholkonsum und metabolischem Syndrom scheint in einer J-Kurve zu verlaufen, mit einem geringeren Risiko bei geringem Alkoholkonsum und einem höheren Risiko bei starkem Trinken.
- Adipositas ist eine multifaktorielle Erkrankung und es ist schwierig, den alleinigen Einfluss des Alkoholkonsums auf das Adipositasrisiko genau zu bestimmen.

3.1 Adipositas in Europa

In Europa hat Übergewicht oder Adipositas (starkes Übergewicht) epidemische Ausmaße angenommen.[42] Unter den 19 EU-Mitgliedsstaaten, für die Daten verfügbar sind, lag der Anteil der Erwachsenen (18 Jahre und älter), die als übergewichtig oder stark übergewichtig gelten, im Jahre 2008 zwischen 37,0 % und 56,7 % bei Frauen und zwischen 51,0 % und 69,3 % bei Männern.[43] Adipositas ist ein wesentlicher Grund für das weltweite Problem chronischer Krankheiten und Behinderungen.[44] Zunehmende Adipositas ist ein wichtiger Risikofaktor für Typ-2-Diabetes, Fettstoffwechselstörungen und Herz-Kreislauf-Erkrankungen und geht einher mit vielen anderen Leiden, darunter Arthrose, bestimmte Arten von Krebs, psychische Erkrankungen und eine erhöhte Sterblichkeit.[45-51]

3.2 Kalorien aus dem Bier

Bier enthält wie fast alle anderen Nahrungsmittel oder Getränke Kalorien. Im Bier stammen rund zwei Drittel der Kalorien aus dem darin enthaltenen Alkohol, ein Drittel aus den Kohlenhydraten und eine geringe Menge aus den Proteinen, auch wenn dieses Verhältnis schwanken kann je nach Zusammensetzung und Stärke des Bieres und je nach Brauverfahren.[52]

Kalorien aus dem Alkohol

Alkohol ist die reichhaltigste Energiequelle im Bier und hat einen Energiegehalt von 7 kcal pro Gramm. Der Abbau von Alkohol im Körper hat Vorrang vor dem Abbau anderer Nährstoffe, da der Körper Alkohol nicht speichern kann und ihn als potenziell gefährliche Substanz behandelt, obwohl geringe Mengen Alkohol zu den Mahlzeiten den Energieverbrauch ankurbeln können.[53,54]

Kalorien aus Kohlenhydraten

Bei der Verbrennung von Kohlenhydraten verstoffwechselt der Körper 4 kcal pro Gramm an Kohlenhydraten. Im Allgemeinen liegt der Kohlenhydratgehalt in Bier zwischen 20 und 30 g pro Liter.[55] Ein Lagerbier enthält etwa dieselbe Menge Kohlenhydrate pro Portion wie ein süßer Weißwein, weniger als ein Likör, aber mehr als ein trockener Weißwein.[31]

3.3 Wirkungen des Alkohols auf Appetit, Körpergewicht und Adipositas

Wenn man mehr Kalorien zu sich nimmt, als man verbrennt, legt man an Gewicht zu. Die Energie aus alkoholischen Getränken addiert sich zu der Energie aus anderen Nahrungsmitteln. Dennoch legen die Daten aus Populationsstudien nahe, dass ein maßvoller Alkoholkonsum vor Adipositas, besonders bei Frauen, schützen kann.[56] In mehreren Studien wurde der Einfluss des Alkoholkonsums auf Appetit, Körpergewicht und Adipositas untersucht.

Appetit

Ein kurzer Blick in die Literatur zeigt deutlich, dass die als Alkohol aufgenommene Energie sich zu der Energie aus anderen Nahrungsmitteln addiert und zu einer kurzfristigen passiven Überaufnahme von Energie führt. Der Alkoholkonsum vor oder während der Mahlzeiten steigert in der Regel die Nahrungsaufnahme, wahrscheinlich aufgrund einer Verstärkung der kurzfristigen Belohnungseffekte der Nahrung und vermutlich, weil Alkohol die Belohnungswirkung der Nahrung steigert.[57] ▶

Alkoholstoffwechsel

Alkohol wird hauptsächlich über den Dünndarm aufgenommen und in der Leber abgebaut. Nur 5 % des konsumierten Alkohols verlassen den Körper direkt über Ausscheidung, Atmung und Schwitzen, im Urin, im Atem und im Schweiß. Die Enzyme Alkohol-Dehydrogenase (ADH) und Aldehyd-Dehydrogenase (ALDH) in der Leber bauen rund 7 g Alkohol in der Stunde ab.[81] Die ADH oxidiert Alkohol zu Acetaldehyd, eine karzinogene Verbindung, die zu einem erhöhten Krebsrisiko beiträgt. Acetaldehyd kann sich an die DNA anlagern und Mutationen hervorrufen, wodurch das Risiko für unkontrollierte Zellteilungen erhöht wird. Die ALDH wandelt Acetaldehyd in die ungiftige Verbindung Acetat um, welches in Kohlendioxid (CO_2) oder Acetyl-CoA umgewandelt wird, ein Substrat für die Energieproduktion im Körper (siehe Abbildung 3).[82]

MEOS-Weg

Beim Konsum von mehr als 40 g Alkohol pro Tag über mindestens eine Woche hinweg wird auch ein weiterer Mechanismus zum Alkoholabbau aktiviert: das Mikrosomale Ethanol-oxidierende System (MEOS). Das an diesem System beteiligte Protein CYP2E1 steht im Zusammenhang mit der Aktivierung karzinogener reaktiver Sauerstoffverbindungen.[83]

Wirkung des Alkohols auf die Fettoxidierung

Der menschliche Körper kann Alkohol nicht speichern und versucht den Alkohol auszuscheiden, sobald er in das System gelangt. Bei der Aufnahme von Alkohol setzt die Oxidation sofort ein, während die Oxiddation anderer Makronährstoffe unterdrückt wird. Daher verlangsamt Alkohol die Fettoxidation während der Zeit, in der der aufgenommene Alkohol verstoffwechselt wird.[84,85] ■

Abbildung 3. Der Stoffwechselweg von Alkohol

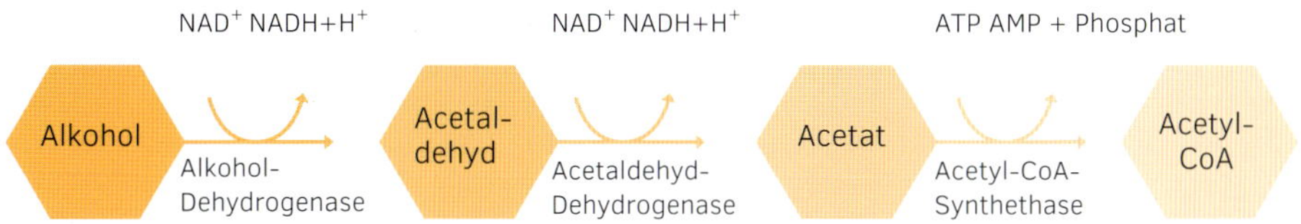

Körpergewicht und Adipositas
Insgesamt scheint es, dass ein leichter bis maßvoller Alkoholkonsum ein weniger wahrscheinlicher Risikofaktor für Adipositas ist als starker Alkoholkonsum und Rauschtrinken, was deutlicher in Zusammenhang mit Adipositas gebracht wird.[54] Eine systematische Überprüfung zeigt, dass eine Gewichtszunahme bei starkem Alkoholkonsum beobachtet wird. Bei einem maßvollen Konsum gibt es Unterschiede zwischen den Getränken. Wein scheint vor Gewichtszunahme zu schützen, während Sprituosen sie eher begünstigen.[58] Für Bier liegen jedoch keine ausreichenden wissenschaftlichen Nachweise vor, besonders mit Blick auf Frauen[41], allerdings scheint gemäß einer systematischen Überprüfung der Konsum von bis zu 500 ml Bier täglich bei Männern zu keiner Gewichtszunahme zu führen.

3.4 Weitere Faktoren, welche die Wirkung von Alkohol auf das Körpergewicht beeinflussen

Der Zusammenhang zwischen Körpergewicht und Alkoholkonsum ist komplex. Nicht nur Menge und Art des konsumierten Alkohols sind wichtig, sondern auch Trinkmuster, Geschlecht, Art des Getränks und der Lebensstil können eine Rolle spielen.

Trinkmuster
Trinkmuster können wichtig sein, wenn es darum geht, wie der Alkoholkonsum das Körpergewicht beeinflusst. Eine Populationsstudie zeigt, dass unter Männern, die maßvolle Mengen (< 30 g) oder mittlere Mengen Alkohol (30–100 g) pro Woche tranken, diejenigen, die täglich tranken, einen geringeren Body Mass Index (BMI) und Hüftumfang hatten als diejenigen, die an 1–2 oder 3–6 Tagen in der Woche tranken. Die Ergebnisse waren für Bier- und Weinkonsum ähnlich[59] und frühere Populationsstudien zeigten vergleichbare Ergebnisse. Es scheint, dass diejenigen, die die größten Mengen Alkohol und diesen weniger aufgeteilt tranken (Rauschtrinken), diejenigen mit dem stärksten Übergewicht waren. Regelmäßiger leichter oder maßvoller Alkoholkonsum jedoch steht nicht mit einer Gewichtszunahme im Zusammenhang.[60-62]

Geschlecht
Frauen mittleren Alters, die maßvoll trinken, können sogar von einem geringeren relativen Risiko für Gewichtszunahme profitieren. Eine Populationsstudie zeigte, dass normalgewichtige Frauen nach der Menopause, die maßvoll alkoholische Getränke konsumieren (mittlere Aufnahme von 19,4 g pro Tag), ein geringeres relatives Risiko aufweisen, übergewichtig (35 %) oder adipös (88 %) [63] zu werden. Dies auch bestätigen die Ergebnisse aus früher veröffentlichten Untersuchungen.[64-70]

Art des Getränks und Lebensstil
Auch wenn einige Studien nahelegen, dass Bier Adipositas eher begünstigen kann als Wein, finden andere Studien vergleichbare Zusammenhänge für beide Getränke.[41] Experimentelle Studien legen nahe, dass Wein die Nahrungsaufnahme mehr stimuliert als Bier,[71] und Menschen, die Bier bevorzugen, können sich hinsichtlich mehrerer Lebensstilfaktoren, die im Zusammenhang mit Adipositas stehen, von Antialkoholikern oder Weintrinkern unterscheiden. Biertrinker scheinen ungesündere Ernährungsgewohnheiten als Weintrinker[72-74] zu haben und Biertrinker sind häufiger auch Raucher.[72,75,76] ►

Kalorien in Drinks und Snacks

Im Durchschnitt benötigen Männer täglich 2.500 Kilokalorien (kcal) pro Tag, während Frauen 2.000 kcal benötigen. Wenn eine Person mehr Kalorien als notwendig konsumiert und sich nicht ausreichend körperlich betätigt, führt dies zu Gewichtszunahme. Sowohl Nahrungsmittel als auch Getränke liefern Kalorien (siehe Tabelle 3). ■

Tabelle 3. Ungefährer Kaloriengehalt in Nahrungsmitteln und Getränken

Nahrungsmittel oder Getränk	Energie (kcal) pro 100 ml oder g	Portion*	Energie (kcal) pro Portion**
Cappuccino	35	125 ml Tasse	45
Alkoholfreies Bier (0,0 %)	**20**	**250 ml Glas**	**50**
Bier (5 %)	**42**	**250 ml Glas**	**105**
Orangensaft	42	250 ml Glas	105
Rotwein (12 %)	71	150 ml Glas	105
Banane	90	130 g durchschnittl. Banane	115
Milch	47	250 ml Glas	120
Milchschokolade	542	25 g kleiner Riegel	135
Minipizza	235	100 g	235

* Portionsgrößen sind in verschiedenen europäischen Ländern unterschiedlich

** Gerundet auf 5 kcal

Aus den Daten zur Nahrungszusammensetzung von 16 europ. Ländern über www.EuroFIR.org

Sportliche Betätigung kann auch ein potenzieller Störfaktor sein, und es ist schwer, all diese Faktoren richtig zu berücksichtigen.[41] Menschen, die regelmäßig maßvolle Mengen Alkohol trinken, können im Allgemeinen einen gesünderen Lebensstil pflegen, der sie vor Gewichtszunahme schützen kann. Insgesamt ist Adipositas durch viele Faktoren bedingt, und es ist schwer, den alleinigen Einfluss des Alkoholkonsums auf das Adipositasrisiko verlässlich zu bewerten.[54]

3.5 Metabolisches Syndrom

Unter dem Metabolischen Syndrom (MetS) versteht man eine Häufung von Risikofaktoren, darunter zentrale Adipositas (großer Hüftumfang), Insulinresistenz, hohe Triglyceridwerte im Blut, geringer HDL-Cholesterinwert und Bluthochdruck, die zusammen zu einem fünffach erhöhten Risiko für Typ-2-Diabetes und einem dreifach erhöhten Risiko für Herz-Kreislauf-Erkrankungen führen. Das Metabolische Syndrom kann auch das Krebsrisiko erhöhen.[77] Einer von sechs Europäern und in manchen europäischen Ländern bis zu einer von drei leiden unter MetS.[78]

Metabolisches Syndrom und Alkoholkonsum

Obwohl die Höhe des Alkoholkonsums, die eine günstige Wirkung hat, differiert, scheint zwei Metaanalysen zufolge ein Zusammenhang in Form einer J-Kurve zwischen Alkoholkonsum und MetS zu bestehen. Eine Studie hat gezeigt, dass der Konsum von weniger als 40 g Alkohol am Tag bei Männern und weniger als 20 g am Tag bei Frauen das Auftreten von MetS im Vergleich zu Nichttrinkern signifikant verringert, und zwar um 16 % bzw. 25 %.[79] Die andere Studie zeigte ein signifikant geringeres relatives Risiko (um 14 % geringer) für MetS bei leichtem Alkoholkonsum (0,1–5,0 g pro Tag), aber ein deutlich höheres Risiko (um 86 %) bei einem Konsum von mehr als 35 g Alkohol am Tag.[80] ■

WISSENSWERT

Bier ist nicht immer der einzige Grund für einen „Bierbauch"

Es ist ein weit verbreiteter Glaube, dass der Konsum von Bier einen dicken Bauch verursacht, ein Phänomen, das im Volksmund auch „Bierbauch" genannt wird. Allerdings reichen die wissenschaftlichen Beweise nicht aus, um zu bestätigen, dass ein maßvoller Bierkonsum (< 500 ml am Tag) tatsächlich für einen größeren Bauchumfang verantwortlich ist, auch wenn Bier in größeren Mengen mit einem zunehmenden Bauchumfang assoziiert werden kann.[41] Wenn es nicht das Bier ist, wo kommt der „Bierbauch" dann her? Dieser könnte zumindest teilweise mit den Essgewohnheiten und dem Lebensstil des Biertrinkers in Verbindung gebracht werden. Menschen, die hauptsächlich Bier trinken, scheinen sich auch ungesünder zu ernähren als Menschen, die Wein bevorzugen oder die gar keine alkoholischen Getränke konsumieren. Diese Unterschiede erklären sich hauptsächlich durch andere soziodemografische Faktoren und Faktoren des Lebensstils, besonders Rauchen und mangelnde Bewegung. Berücksichtigt man auch diese Faktoren, so unterscheidet sich die Ernährung der Biertrinker wohl nicht so sehr von der der Weintrinker. Somit ist es eher wahrscheinlich, dass der Lebensstil und demografische Faktoren der Biertrinker eine signifikantere Rolle bei der Ausbildung eines „Bierbauches" spielen als der tatsächliche Bierkonsum an sich.[86] ■

BIER UND KÖRPERGEWICHT

Ein maßvoller Bierkonsum als Teil eines gesunden Lebensstils von Erwachsenen führt nicht zu Gewichtszunahme.

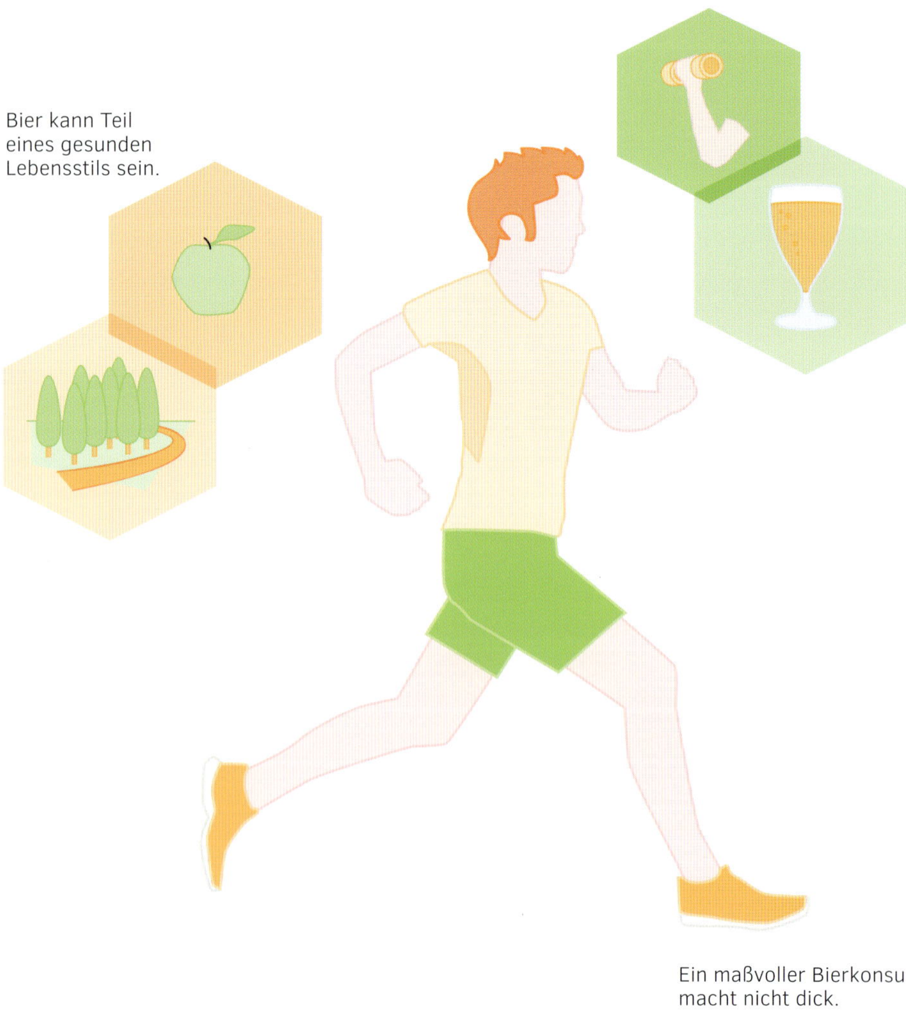
Bier kann Teil eines gesunden Lebensstils sein.
Ein maßvoller Bierkonsum macht nicht dick.

Die potenziellen Auswirkungen auf die Gesundheit gelten nur für einen maßvollen Biergenuss bei Erwachsenen. In dieser Infografik wird maßvoller Biergenuss definiert als nicht mehr als zwei 25 cl an 5 %igem Bier (oder zwei 33 cl an 3,8 %igem Bier oder zwei 10 cl an 13 %igem Wein) pro Tag für Männer und jeweils nicht mehr als die Hälfte für Frauen. Dies mag je nach Alter, Größe und Gesamtbefinden ▶

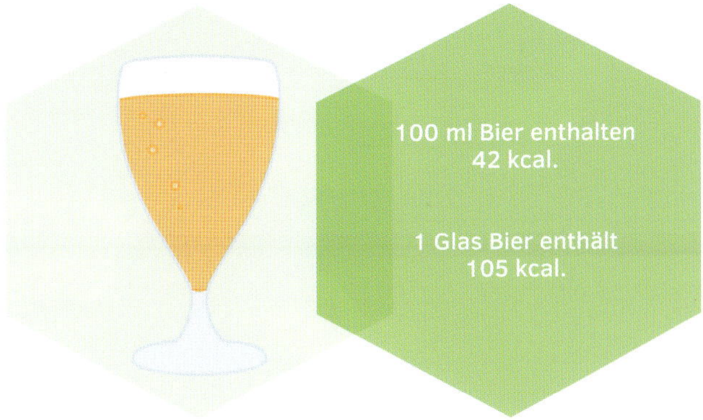
100 ml Bier enthalten
42 kcal.
1 Glas Bier enthält
105 kcal.

Kalorien im Bier und anderen Getränken und Nahrungsmitteln.

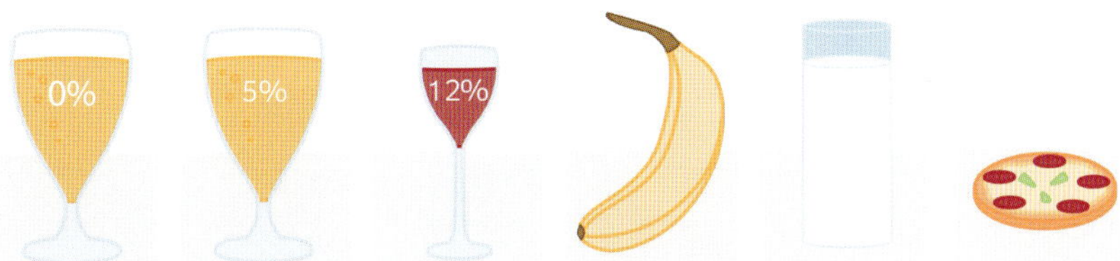
0%
5%
12%

	Alkohol-freies Bier (250 ml)	Bier (250 ml)	Rotwein (150 ml)	Banane (130 g)	Milch (250 ml)	Minipizza (100 g)
kcal pro Portion (gerundet auf 5 kcal)*	50	105	105	115	120	235
kcal pro 100 ml/g	20	42	71	90	47	235

Minuten, die es dauert, die Kalorien pro Portion wieder abzubauen (gerundet auf 5 Minuten).

Gehen	15	25	25	25	25	50
Laufen	5	10	10	10	10	25

unterschiedlich sein. Ein auch sonst gesunder Lebensstil wird dringend empfohlen. Für eine persönliche Beratung wenden Sie sich bitte an Ihren Hausarzt. Bitte berücksichtigen Sie, dass dies keinen Richtwert für den Alkoholkonsum darstellt. Alle Aussagen aus dieser Infografik werden durch wissenschaftliche Erkenntnisse gestützt und können auf www.beerandhealth.eu nachgelesen werden. ■

4

ALKOHOLFREI

GESUNDHEITLICHE ASPEKTE VON ALKOHOLFREIEM BIER

Alkoholfreies Bier wird in vielen Ländern immer beliebter und dieses Getränk kann auch die Gesundheit beeinflussen. Es kann eine gute Alternative zu alkoholhaltigem Bier nach dem Sport sein, positive Wirkung während der Stillzeit haben und gemäß der wissenschaftlichen Literatur Angstzustände lindern und für einen besseren Schlaf sorgen. Allerdings sind bezüglich all dieser gesundheitlichen Wirkungen weitere Forschungen erforderlich.

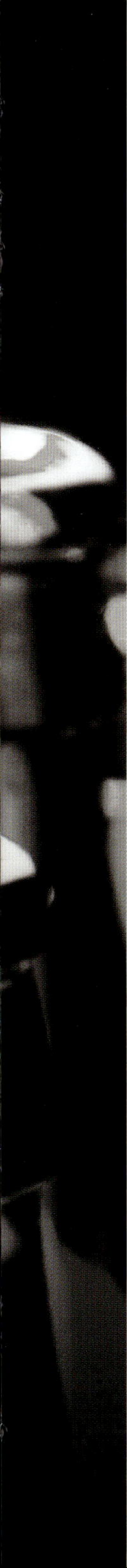

- Neben der Forschung zu den gesundheitlichen Wirkungen von Bier wurden nur wenige Studien über die gesundheitlichen Wirkungen von alkoholfreiem Bier durchgeführt.

- 0,0 %- Bier und Bier mit niedrigem Alkoholgehalt (< 2 %) sind gute Alternativen zu regulärem Bier (4–5 %), vor allem für die Rehydrierung nach körperlicher Betätigung. Es ist aber weitere Forschungsarbeiten erforderlich.

- Die Wirkung von alkoholfreiem Bier auf das Stillen muss weiter untersucht werden, um die positiven Auswirkungen auf die Zusammensetzung der Muttermilch und die Milchproduktion zu bestätigen.

- Vertiefte Forschung ist nötig, um die positiven Ergebnisse früherer Studien zu den Wirkungen von Hopfen in alkoholfreiem Bier auf einen verbesserten Schlaf und auf Angstzusände zu bestätigen.

- Auch wenn weitere Forschung erforderlich ist, so scheint es, dass alkoholfreies Bier Herz-Kreislauf-Biomarker beeinflussen kann.

- Alkoholfreies Bier kann in manchen Ländern aufgrund von nationalen Definitionen noch geringe Mengen Alkohol enthalten. Es gibt aber 0,0 %- Biere, die auch als solche gekennzeichnet sind.

In manchen Ländern kann als „alkoholfreies Bier" ausgewiesenes Bier aufgrund von unterschiedlichen nationalen Definitionen noch geringe Mengen Alkohol enthalten. Allerdings gibt es auch Biere mit 0,0 %, die klar als solche gekennzeichnet sind.

4.1 Alkoholfreies Bier und Sport

Bei vielen Teamsportarten ist es üblich, nach Übungen, Training oder Spielen zusammen ein Bier zu trinken.[87] Bier enthält Kohlenhydrate, Natrium (siehe Kapitel 2) und Flüssigkeit, was wichtig für die Erholung nach der körperlichen Betätigung ist. Dennoch hat der Alkohol im Bier diuretische Wirkung, was bedeutet, dass die Harnausscheidung erhöht wird. Um den Körper zu rehydrieren, ist es besser, Bier mit einem Alkoholgehalt von 2 % oder weniger zu wählen.

In einer Reihe von Studien wurden die harntreibende Wirkung und der Rehydrierungseffekt von Bier mit unterschiedlichem Alkoholgehalt zwischen 0 % und 4 % bewertet. Die Ergebnisse aus diesen Studien haben generell gezeigt, dass das Bier den Körper umso weniger rehydrieren kann, je stärker es ist. [88,89] Allerdings wurde bei 2 vol. % oder weniger Alkohol die Urinmenge nicht erhöht und das Blutvolumen nach der Dehydrierung infolge des Sports nicht beeinträchtigt. Bier mit mehr als 4 % Alkohol senkte die Wiederherstellungsrate des Blutvolumens im Vergleich zu 0,0 %-Bier. Mehr Flüssigkeit wurde zurückgehalten, wenn einem Bier mit 2,3 % Alkohol zusätzliches Natrium zugefügt wurde[90] oder wenn die Menschen mit den 660 ml Bier (4,5 %) so viel Wasser trinken durften, wie sie wollten.[91] Wenn man sich in dehydriertem Zustand befindet, kann eine kleine Menge Alkohol (2 % oder weniger) die Rehydrierung nicht beeinflussen, jedoch können Getränke mit 4 % Alkohol den Rehydrierungsprozess verzögern. Es scheint mehr Forschung erforderlich zu sein, um den genauen Alkoholgehalt zu bestimmen, der die Urinmenge, das Blutvolumen und den Wasserhaushalt beeinflusst.

4.2 Alkoholfreies Bier und Stillen

Alkohol und Stillzeit vertragen sich nicht. Die Menge Alkohol im Blutkreislauf entspricht der Menge Alkohol in der Muttermilch. Auch kann nach Alkoholgenuss die Milchabsonderung durch eine geringere Milchproduktion und einen schwächeren Milcheinschussreflex aufgrund der geringeren Produktion des Hormons Oxytocin gehemmt werden. Das Baby kann noch immer genug Milch über den ganzen Tag trinken, da das Stillen acht bis zwölf Stunden nach dem Alkoholkonsum der Mutter häufiger stattfindet. Wird das Baby gestillt, so ist zu beachten, dass es mindestens zwei Stunden lang dauert, um 20 g Alkohol abzubauen, jedoch sind die Langzeitwirkungen des Alkoholkonsums auf gestillte Kinder noch nicht vollständig bekannt und daher ist Vorsicht geboten.[92] Alkoholfreies Bier kann die Absonderung von Prolaktin anregen, ein Hormon, das die

Muttermilchproduktion fördert. Der Mechanismus dahinter ist unbekannt, könnte aber auf spezifische Verbindungen in der Gerste zurückzuführen sein.[93] Darüber hinaus kann der Genuss von alkoholfreiem Bier die antioxidative Kapazität der Muttermilch erhöhen. In einer experimentellen Studie zeigte sich eine Zunahme nach 30 Tagen, an denen die Frauen 660 ml alkoholfreies Bier (0,0 %) täglich zu sich nahmen. Die Mütter profitierten auch selbst von diesen Wirkungen, da oxidative Schäden in ihrem Körper abnahmen, was sich in einer niedrigeren Anzahl an Verbindungen widerspiegelte, die am oxidativen Stress beteiligt waren.[94] Weitere Forschung ist jedoch vonnöten, um die genauen Auswirkungen zu bestimmen, die der Genuss von alkoholfreiem Bier auf die Gesundheit von Mutter und Kind haben kann.

4.3 Alkoholfreies Bier, Angstzustände und Schlaf

Hopfen wird wegen seines Geschmacks und seiner konservierenden Eigenschaften sowohl bei der Herstellung von alkoholhaltigem als auch von alkoholfreiem Bier eingesetzt. Im menschlichen Körper scheinen die Bestandteile des Hopfens beruhigende Wirkung zu haben und können einen positiven Einfluss auf den Schlaf und innere Unruhe haben. Die Bittersäuren und die Verbindungen Xanthohumol und Myrcenol im Hopfen sind wahrscheinlich für diesen Effekt verantwortlich und die Forschung legt nahe, dass der Hauptwirkmechanismus von Hopfen darin liegt, die Aktivität des Neurotransmitters γ-Aminobuttersäure (GABA) zu erhöhen. Steigt der GABA-Pegel im Gehirn an, sinkt dessen neurale Aktivität. Allerdings sind es nur wenige Studien, welche die Wirkung von 0,0 %-Bier auf Schlaf und Unruhe untersucht haben, so dass auch hier weitere Forschungen erforderlich sind.

Schlaf

In zwei experimentellen Studien wurde die Wirkung von alkoholfreiem Bier auf den Schlaf [95,96] an mehreren Gruppen untersucht, die über zwei Wochen hinweg 330 ml 0,0 %-Bier zum Abendessen tranken. In einer Studie mit Pflegekräften unter Arbeitsstress verbesserte sich die Schlafqualität mit kürzeren Einschlafzeiten und weniger Unruhe während der Nacht. Die Ergebnisse wurden mit einer Woche verglichen, in der die Pflegekräfte kein alkoholfreies Bier zu den Abendmahlzeiten tranken.[95] Die Einschlafzeit nahm bei Universitätsstudenten während einer stressreichen Examensphase ebenso deutlich ab, und die Studenten bewerteten ihre allgemeine Schlafqualität höher als eine Woche vor dem Experiment, als sie kein alkoholfreies Bier tranken.[96] In diesen beiden Studien wurden nur die Wirkungen des alkoholfreien Bieres auf den Schaf untersucht. Es sind weitere Forschungsarbeiten nötig, bevor Rückschlüsse gezogen werden können. ►

Unruhe
Alkoholfreies Bier kann die Schlafqualität verbessern und Unruhegefühle reduzieren. In manchen experimentellen Studien wurde die Wirkung von 0,0 %- Bier auf den Grad der Unruhe in einer gestressten Population untersucht. Die Probanden bewerteten ihren Stresspegel niedriger, nachdem sie über zwei Wochen alkoholfreies Bier getrunken hatten, im Vergleich zum Vergleichszeitraum, in dem sie kein alkoholfreies Bier tranken. Eine Abnahme des 5-HIAA-Gehaltes im Urin (ein hoher Pegel dieser Verbindung wurde bei Menschen mit Angststörungen gefunden) wurde ebenfalls beobachtet, nachdem zwei Woche lang 0,0 %-Bier getrunken wurde. Alle diese Studien kamen zu demselben Ergebnis: Der Konsum von 330 ml alkoholfreiem Bier zum Abendessen an 14 aufeinanderfolgenden Tagen kann Angst- und Stressgefühle lindern.[95-97] Diese Ergebnisse sind vielversprechend, es muss aber betont werden, dass die entsprechende Forschung noch in den Anfängen steckt.

4.4 Alkoholfreies Bier und Herz-Kreislauf-Biomarker

Genau wie alkoholhaltige Biere können auch alkoholfreie Biere positive Auswirkungen auf die Herz-Kreislauf-Gesundheit haben. Zwei Studien legen nahe, dass Polyphenole dabei eine Rolle spielen können. In einer Interventionsstudie an Männern zwischen 55 und 75 Jahren wurde eine Abnahme von Entzündungsfaktoren wie IL-6 festgestellt, wenn 990 ml alkoholfreies Bier (< 1 g Alkohol) täglich über vier Wochen getrunken wurden, bei einer entsprechenden Abnahme des Blutdrucks um 12–16 % und gesunkenem Homocysteinspiegel.[98] In einer anderen Studie an der gleichen Themenstellung und demselben Forschungsaufbau wurde eine Zunahme an endothelialen Vorläuferzellen festgestellt (Stammzellen, die die endothelialen Wände der Blutgefäße reparieren und erhalten). Diese Ergebnisse sind höchstwahrscheinlich auf Hopfenderivate wie das Polyphenol Xanthohumol zurückzuführen.[99] Allerdings gibt es bislang kaum Forschungen zu diesem Thema und es sind weitere Untersuchungen erforderlich, bevor Schlussfolgerungen gezogen werden können. ■

WISSENSWERT

Kein Alkohol ist die einzige sichere Option für Schwangere!

Der Fötus wächst und entwickelt sich während der neun Monate dauernden Schwangerschaft. Es ist bekannt, dass Alkoholkonsum während dieser Zeit zu neurologischen Störungen, Missbildungen und psychischen Problemen führen kann (siehe Kapitel 8). [100] Die exakte Menge Alkohol, die das Baby schädigen kann, ist nicht bekannt, deshalb ist es am Besten, während der Schwangerschaft gar keine alkoholischen Getränke zu sich zu nehmen. Alkoholfreies Bier kann jedoch eine gute Alternative sein. ■

5

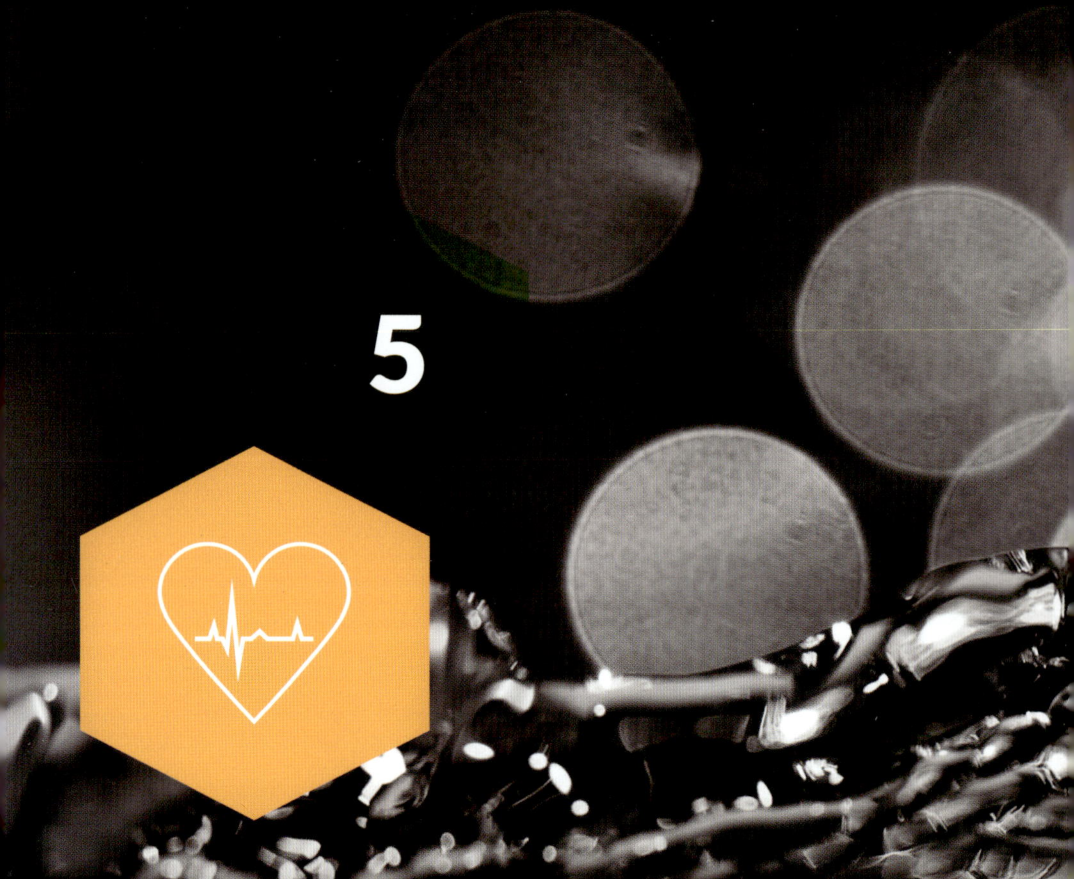

BIER UND HERZ-KREISLAUF-ERKRANKUNGEN

Bier in maßvollen Mengen kann gut für Herz und Blutgefäße sein, vor allem aufgrund des darin enthaltenen Alkohols. Es gibt deutliche wissenschaftliche Hinweise darauf, dass der Konsum von 15–30 g Alkohol pro Tag einhergeht mit einem um 25 % geringeren relativen Risiko, an Herz-Kreislauf-Erkrankungen zu sterben im Vergleich zu Nichttrinkern, und zwar unabhängig von der Art des Getränks.

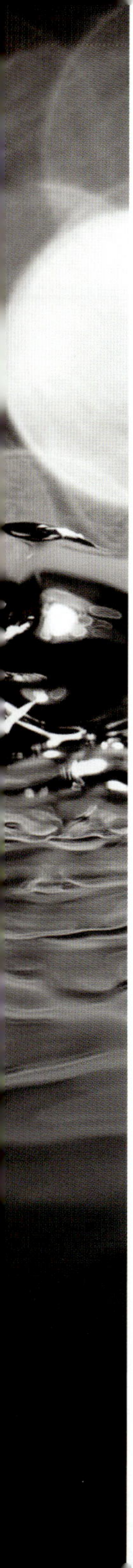

- Bier in maßvollen Mengen kann gut für Herz und Blutgefäße sein, vor allem aufgrund des darin enthaltenen Alkohols.
- Der Konsum von 15–30 g Alkohol am Tag ist im Vergleich zu Abstinenzlern mit einem um 25 % geringeren Risiko verbunden, an Herz-Kreislauf-Erkrankungen zu sterben. Bei diesem Niveau an Alkoholkonsum wird das Risiko für Herz-Kreislauf-Erkrankungen um 34 % gesenkt. Das Infarktrisiko ist am geringsten (20 % weniger) bei einer Aufnahme von bis zu 15 g Alkohol pro Tag.
- Ein erhöhter HDL-Cholesterinwert, eine höhere Insulinempfindlichkeit, niedrigere Fibrinogenwerte und reduzierte Entzündungswerte sind physiologische Mechanismen, die diese Zusammenhänge erklären.
- Zusätzlich zu einem gesunden Lebensstil kann moderater Bierkonsum eine schützende Wirkung auf das Herz-Kreislauf-System haben.
- Menschen mit Herz-Kreislauf-Erkrankungen können von einem maßvollen Alkoholkonsum profitieren.

5.1 Herz-Kreislauf-Erkrankungen in Europa

Herz-Kreislauf-Erkrankungen (HKE) sind eine der häufigsten Todesursachen in Europa. Trotz eines größeren Rückgangs in den vergangenen 30 Jahren starben 2014 rund vier Millionen Menschen an HKE, das entspricht 46 % der Gesamtsterblichkeit in Europa. Die koronare Herzkrankheit (KHK) wie z.B. ein Myokardinfarkt (Herzinfarkt) macht nahezu die Hälfte und der Schlaganfall (Hirnschlag) rund ein Viertel aller HKE-Fälle aus.[102]

5.2 Alkoholkonsum und Risiko für Herz-Kreislauf-Erkrankungen

Es besteht ein Zusammenhang zwischen Alkoholkonsum und HKE-Sterblichkeitsrisiko, der sich in Form einer J-Kurve abbildet. Das geringste Risiko, an HKE zu sterben, wird bei einem Alkoholkonsum von 15–30 g pro Tag gesehen (um 25 % geringeres relatives Risiko), aber es ist auch noch niedrig bei Aufnahmen von bis zu 60 g pro Tag im Vergleich zu Nichttrinkern.[103] Es scheint, dass es keine Unterschiede in den günstigen Wirkungen für die verschiedenen alkoholischen Getränke gibt. Diese Senkung des Risikos ist vergleichbar mit vorbeugenden Maßnahmen wie Gewichtskontrolle, Sport und der Einnahme von Acetylsalicylsäure (z.B. in Aspirin).[104,105]

Alkoholkonsum und koronare Herzkrankheit

Bei der koronaren Herzkrankheit besteht ein Zusammenhang in Form einer J-Kurve mit dem Alkoholkonsum. Das geringste relative Risiko ist rund 20 % geringer bei einem Alkoholkonsum von rund 25 g täglich für Männer bzw. rund 10 g täglich für Frauen. Für Männer ist der Konsum von 25–100 g Alkohol täglich noch immer verbunden mit einem geringeren relativen KHK-Risiko (siehe Abbildung 4). Allerdings gibt es bei diesem Niveau ein erhöhtes Risiko für manche Krebsarten und Unfälle, wodurch sich die Gesamtsterblichkeit erhöht (siehe Kapitel 10).[106] Eine jüngere Metaanalyse zeigte ähnliche Ergebnisse mit dem niedrigsten relativen KHK-Risiko bei 15–30 g Alkohol pro Tag (34 % geringeres relatives Risiko) und das relative Risiko, an KHK zu sterben, sank um 20–25 %, sogar bei einem Konsum von über 60 g Alkohol täglich im Vergleich zu Nichttrinkern.[103]

Auswirkungen des Lebensstils

Ein gesunder Lebensstil (Idealgewicht, gesunde Ernährung, sportliche Betätigung und Nichtraucher) senkt das Risiko für einen Herzinfarkt. ▶

Abbildung 4. Zusammenhang zwischen Alkoholkonsum und Risiko für koronare Herzkrankheit[106]

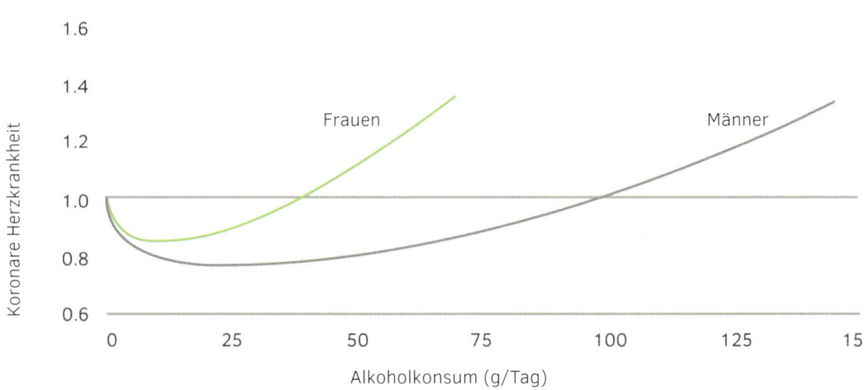

Was ist eine Herz-Kreislauf-Erkrankung?

Herz-Kreislauf-Erkrankung (HKE) ist ein Oberbegriff für Erkrankungen des Herzens und der Blutgefäße. Sie wird vorwiegend durch Arteriosklerose hervorgerufen. Während dieses Prozesses verhärten die Arterienwände und verengen sich aufgrund der Wirkung arteriosklerotischer Plaques (siehe Abbildung 5). Die meisten dieser Plaques enthalten oxidiertes (low density lipoprotein) LDL-Cholesterin und die Plaques können in allen Arterien auftreten. Arteriosklerose ist eine degenerative Erkrankung der Arterien, vor allem infolge des Alterns, jedoch kann ein ungesunder Lebensstil die Entwicklung beschleunigen. Ein stabiler Plaque verhärtet die Arterienwand und kann Durchblutungsstörungen (Sauerstoffmangel) hervorrufen, verschließt eine Arterie aber in der Regel nie vollständig. Die Plaques können aufgrund von Entzündung instabil werden, und ein instabiler Plaque kann infolge von entzündlichen Reaktionen an Größe zunehmen und aufbrechen. Die Plättchenaggregation kann später zur Bildung eines Blutgerinnsels führen, das eine lokale Blockade verursachen kann. Wenn dies in den Koronararterien geschieht und die Sauerstoffzufuhr zum Herzmuskel hin gestoppt wird, kommt es zu einem Herzinfarkt. Auch kann sich das Gerinnsel lösen und Arterien blockieren, was zu einem Infarkt an anderer Stelle, z.B. im Gehirn, führen kann.[133,134]

Was sind die Risikofaktoren für Herz-Kreislauf-Erkrankungen?

Es gibt mehrere Faktoren, die das HKE-Risiko beeinflussen können. Lebensstilfaktoren wie geringe körperliche Betätigung, eine ungesunde Ernährung, Rauchen und Adipositas können die Entwicklung von Arteriosklerose beschleunigen. Manche Erkrankungen können das HKE-Risiko ebenfalls erhöhen. Bei Diabetes mellitus zum Beispiel ist der Fett- und Glukosestoffwechsel gestört, was zu ungesunden Lipid- und Glukosewerten im Blut führt und Diabetiker anfälliger für HKE macht.[135] ■

Abbildung 5. Verlauf der Herz-Kreislauf-Erkrankung

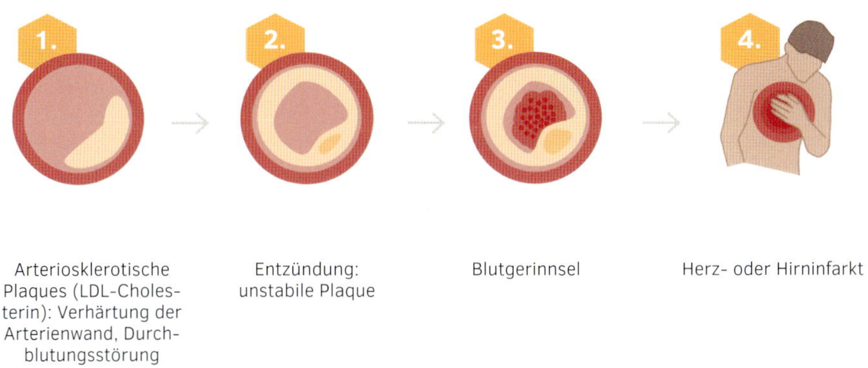

Allerdings haben selbst Männer mit einem gesunden Lebensstil, die 5–30 g Alkohol täglich konsumieren, ein geringeres relatives Risiko als diejenigen, die keinen Alkohol trinken (siehe Abbildung 6). Die Ergebnisse aus dieser Populationsstudie zeigen, dass die schützende Wirkung des maßvollen Alkoholkonsums auf Herz und Kreislauf zu den günstigen Wirkungen eines gesunden Lebensstils hinzukommt.[107]

Alkoholkonsum und Schlaganfall

Zwischen Alkoholkonsum und Schlaganfallrisiko besteht ebenfalls ein Zusammenhang in Form einer J-Kurve. Das relative Risiko ist am geringsten (20 % niedrigeres Risiko) bei einer Aufnahme von bis zu 15 g Alkohol am Tag und steigt, wenn der Konsum mehr als 15 g täglich beträgt.[103] Der ischämische Schlaganfall ist die häufigste Form des Schlaganfalls, wobei ein Blutgerinnsel den Blutfluss in einer Hirnarterie blockiert. Sowohl für Männer als auch für Frauen liegt das niedrigste relative Risiko (rund 15 % niedriger als für Abstinenzler) bei einem Konsum von rund 12 g Alkohol pro Tag. Der Konsum von mehr als 35 g pro Tag bei Männern und mehr als 44 g bei Frauen erhöht das relative Risiko.[108] Bei Männern besteht ein positiv linearer Zusammenhang zwischen Alkoholkonsum und dem Risiko eines hämorrhagischen Schlaganfalls (Hirnblutung). Für Frauen findet sich ein Zusammenhang in Form einer J-Kurve, mit dem geringsten relativen Risiko bei 12 g Alkohol täglich (31 % weniger).[108] Ein hämorrhagischer Schlaganfall tritt auf, wenn ein Blutgefäß im Gehirn oder dessen Umgebung platzt.

–

Vorübergehende und reversible Wirkungen

Die Wirkung des Alkoholkonsums auf Herz-Kreislauf-Erkrankungen kann vorübergehend und reversibel sein. Diejenigen, die mit dem

Abbildung 6. Risiko eines Herzinfarkts bei Männern in Abhängigkeit zum Alkoholkonsum[107]

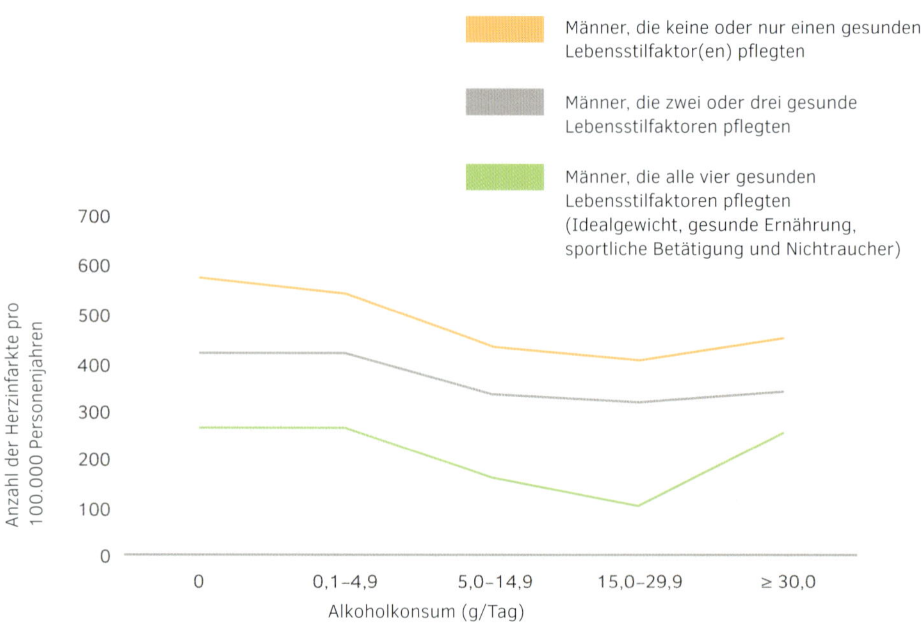

Trinken begonnen haben, 14–196 g pro Woche bei Männern und 14–98 g pro Woche bei Frauen, hatten innerhalb eines Studienzeitraums von vier Jahren ein um 38 % geringeres Risiko, eine Herz-Kreislauf-Erkrankung zu erleiden.[109] In einer weiteren Studie an Männern zwischen 40 und 75 Jahren wurde über einen Zeitraum von vier Jahren für einen um 12,5 g gestiegenen täglichen Alkoholkonsum ein um 22 % geringeres relatives Risiko für einen Herzinfarkt festgestellt. Umgekehrt ist für einem um 12,5 g gesunkenen Alkoholkonsum ein Trend für einen Anstieg des relativen Infarktrisikos verbunden (10 % höheres Risiko).[110] Eine siebenjährige Verlaufsstudie deutet darauf hin, dass unter Männern zwischen 40 und 84 Jahren mit einem anfangs geringen Alkoholkonsum von 14 g pro Woche oder weniger eine nachfolgend mäßige Steigerung des Alkoholkonsums (14–84 g pro Woche) das relative HKE-Risiko um 29 % senkt.[111]

Alkoholkonsum und Bluthochdruck

Der Konsum von bis zu 20 g Alkohol pro Tag senkt das Risiko für Bluthochdruck bei Frauen gegenüber Nichttrinkerinnen mäßig, wohingegen ein höherer Alkoholkonsum das Risiko für Bluthochdruck signifikant erhöht. Bei Männern folgt der Zusammenhang keiner J-Kurve. Es gibt keine Senkung des relativen Risikos bei einem Alkoholkonsum von < 30 g pro Tag, und über 30 g pro Tag steigt das relative Risiko für Bluthochdruck an. Der Mechanismus, über den der Alkohol den Blutdruck beeinflusst, ist nicht klar. Jedoch könnte die Blutdrucksenkung zumindest teilweise mit einer erhöhten Synthese von Stickoxid durch das arterielle Endothel in Zusammenhang gebracht werden. Auch ein indirekter Mechanismus ist möglich, wonach Alkohol die Hormonpegel verändert, die wiederum den Blutdruck beeinflussen. Unterschiede im Trinkmuster, die Wahl der Getränke und Rauchgewohnheiten können ebenso zu den beobachteten Schwankungen bei den individuellen und geschlechtsspezifischen Reaktionen beitragen.[112]

Alkoholkonsum und Kardiomyopathie

Kardiomyopathie steht für Erkrankungen der Herzmuskulatur. Diese können verschiedene Ursachen haben, doch eine davon ist die Vergiftung des Myokards (Herzmuskels) infolge von chronischem Alkoholmissbrauch. Eine Observationsstudie zeigte, dass Menschen, die rund 240 g Alkohol pro Tag über einen durchschnittlichen Zeitraum von 16 Jahren konsumierten, eine Kardiomyopathie entwickelten.[113] Daher ist es unwahrscheinlich, dass eine alkoholische Kardiomyopathie infolge von maßvollem Trinken auftreten kann.

Alkoholkonsum und supraventrikuläre Arrhythmien

Vorhofflimmern ist die am häufigsten diagnostizierte Herzrhythmusstörung und Observationsstudien haben ein erhöhtes relatives Risiko bei einem Konsum von mehr als 26 g Alkohol täglich bei Frauen[114] und mehr als 60 g Alkohol täglich bei Männern gezeigt.[114,115]

5.3 Mechanismen der schützenden Wirkung des moderaten Alkoholkonsums

In Interventionsstudien wurden zahlreiche Mechanismen identifiziert, durch die der Alkoholkonsum das Risiko für HKE beeinflusst. Diese Mechanismen legen einen kausalen Zusammenhang nahe und können praktisch den gesamten Zusammenhang erklären.[8]

Anstieg des HDL-Cholesterinwerts und seine Schlüsselfunktionen

Der Konsum von 30 g Alkohol pro Tag erhöht den HDL (high density lipoprotein) -Cholesterinwert um rund 8 %.[116]

Eine Schlüsselfunktion des HDL ist es, den Cholesterinabfluss zu fördern, indem es das Cholesterin von der Peripherie in die Leber zur Ausscheidung transportiert ,[117] zudem steigert der Alkoholkonsum die Ausscheidung von Cholesterin.[118,119] Zusätzlich wird die Paraoxonase-Aktivität, eine weitere Funktion des HDL, gesteigert. Paraoxonase ist ein Enzym, das an HDL vollständig angelagert ist und das gegen Arteriosklerose schützen kann, indem es das LDL-Cholesterin vor der Oxidierung schützt.[120] Die Zunahme des HDL und seiner Funktionen kann die Senkung des HKE-Risikos durch maßvollen Alkoholkonsum etwa zur Hälfte erklären.[116] ►

Verbesserte Insulinempfindlichkeit
Ein maßvoller Alkoholkonsum kann die Insulinempfindlichkeit verbessern (siehe Kapitel 6). Da die Insulinresistenz mit HKE im Zusammenhang steht, kann eine Verbesserung der Insulinempfindlichkeit ein zusätzlicher Mechanismus sein, durch den der Alkoholkonsum das HKE-Risiko reduziert.

Rückgang des Fibrinogens
Der Konsum von rund 30 g Alkohol täglich kann die zirkulierende Menge an Fibrinogen senken.[121] Dieses Protein ist ein Vorläufer von Fibrin, einem Cofaktor für die Thrombozytenaggregation. Bei einer Abnahme des Fibrinogenpegels sinkt die Wahrscheinlichkeit für die Bildung von Blutgerinnseln und dies kann das Infarktrisiko senken.

Senkung der Entzündungsmarker
Der Konsum von rund 30 g Alkohol täglich senkt nachweislich die Plasmakonzentration des C-reaktiven Proteins (CRP) um 35 %.[122,123] CRP ist der am meisten untersuchte Entzündungmarker, aktiv bei akuter Entzündung, aber auch bei Menschen mit HKE sind geringe zirkulierende Mengen CRP nicht unüblich. CRP kann die Stabilität von Plaques negativ beeinflussen. Weitere Entzündungsmarker wie Interleukin-6, das vaskuläre Adhäsionsmolekül 1 und das interzelluläre Adhäsionsmolekül 1 folgen demselben Trend wie mit CRP.[124]

5.4 Alkoholkonsum bei Menschen mit Herz-Kreislauf-Erkrankungen (HKE)

Menschen mit HKE können von einem maßvollen Alkoholkonsum profitieren. Populationsstudien an Probanden mit Bluthochdruck zeigen, dass der Konsum von bis zu 30 g Alkohol pro Tag das relative HKE-Risiko um bis zu 40 % senken kann.[125] Bei Menschen, die bereits einen Herzinfarkt hatten, kann der Konsum von 28–56 g Alkohol pro Woche das relative Risiko der Gesamtsterblichkeit um 28 % verringern.[126] Nach einer Herzoperation hat der Konsum von 50–700 g Alkohol pro Woche eine schützende Wirkung auf die Verengung von Blutgefäße und senkt die Notwendigkeit weiterer Herzoperationen.[127]

5.5 Rolle der genetischen Variation

Manche Wissenschaftler gehen davon aus, dass die Senkung des HKE-Risikos bei Menschen, die Alkohol in geringen oder moderaten Mengen trinken, von der genetischen Variation abhängig ist. Menschen mit Alkohol-Dehydrogenase-Polymorphismus (ADH1C), der zu einer langsamen Verstoffwechslung von Alkohol führt, können größere HKE Vorteile haben[128], auch wenn dieser Befund nicht durch weitere Indizien gestützt wird.[129] Personen mit einer anderen genetischen Variante, dem ADH1B-Polymorphismus, sollen mehr davon profitieren, wenn sie weniger trinken. Mit geringer oder gar keiner Alkoholaufnahme hatten sie ein günstigeres HKE-Risikoprofil und weniger HKE-Vorfälle.[130] Jedoch ist die genannte genetische Variation äußerst selten. Auch sind Menschen mit diesem Polymorphismus ungewöhnlich empfindlich gegen Alkohol, weshalb sie häufiger zu Abstinenzlern als zu schweren Trinkern werden und infolgedessen nicht repräsentativ sind.[131] Zusammenfassend kann gesagt werden, dass der Nachweis einer genetischen Komponente bei den gesundheitlichen Auswirkungen des maßvollen Alkoholkonsums noch immer spärlich und lückenhaft ist. Zudem stellt sich die Frage, ob verallgemeinernde Aussagen über die Wirkung des Alkohols auf Krankheiten auf der Grundlage der Analyse eines Einzelnukleotid-Polymorphismus eines Gens getroffen werden können.[132] ■

WISSENSWERT

Ein bis zwei Glas Bier am Tag können das Risiko für Herz-Kreislauf-Erkrankungen senken

Entgegen den ersten Annahmen der Wissenschaftler ist Alkohol ein wesentlicher Faktor zur Senkung des Risikos für Herz-Kreislauf-Erkrankungen (HKE).[103] Die berühmte Studie von 1992 zum sogenannten „französischen Paradox" zeigte, dass Franzosen, obwohl sie relativ hohe Mengen an gesättigten Fetten zu sich nehmen, nicht so häufig wie erwartet an HKE erkranken. Die Wissenschaftler schlossen daraus, dass dies auf den Rotweinkonsum zurückgehen könnte.[136] Auch wenn phenolische Verbindungen in Wein und Bier bei der Senkung des HKE-Risikos eine Rolle spielen können[33,124,137-140], so geht die schützende Wirkung dieser Getränke noch immer größtenteils auf den darin enthaltenen Alkohol zurück.[103]

Die meisten wissenschaftlichen Studien konzentrieren sich auf die Wirkung von Alkohol auf die Herz-Kreislauf-Gesundheit von Menschen über 50 Jahren. Der Grund dafür liegt darin, dass junge Erwachsene ein geringeres HKE-Risiko haben als ältere Menschen[141] was es leichter macht, siginifikante Wirkungen des Alkohols in fortgeschrittenem Alter zu finden. Jedoch ist Arteriosklerose ein langfristiger Prozess, der schon in jungen Jahren beginnt. In einigen Studien wurde im Vergleich zu Nichttrinkern, in den Gruppen der 25–50-Jährigen, mit einem Konsum von täglich 0,5–30 g Alkohol eine geringere Häufigkeit koronarer Herzerkrankungen, eine Abnahme der Arterienverhärtung und eine geringere Fibrinogenkonzentration festgestellt.[142-144]

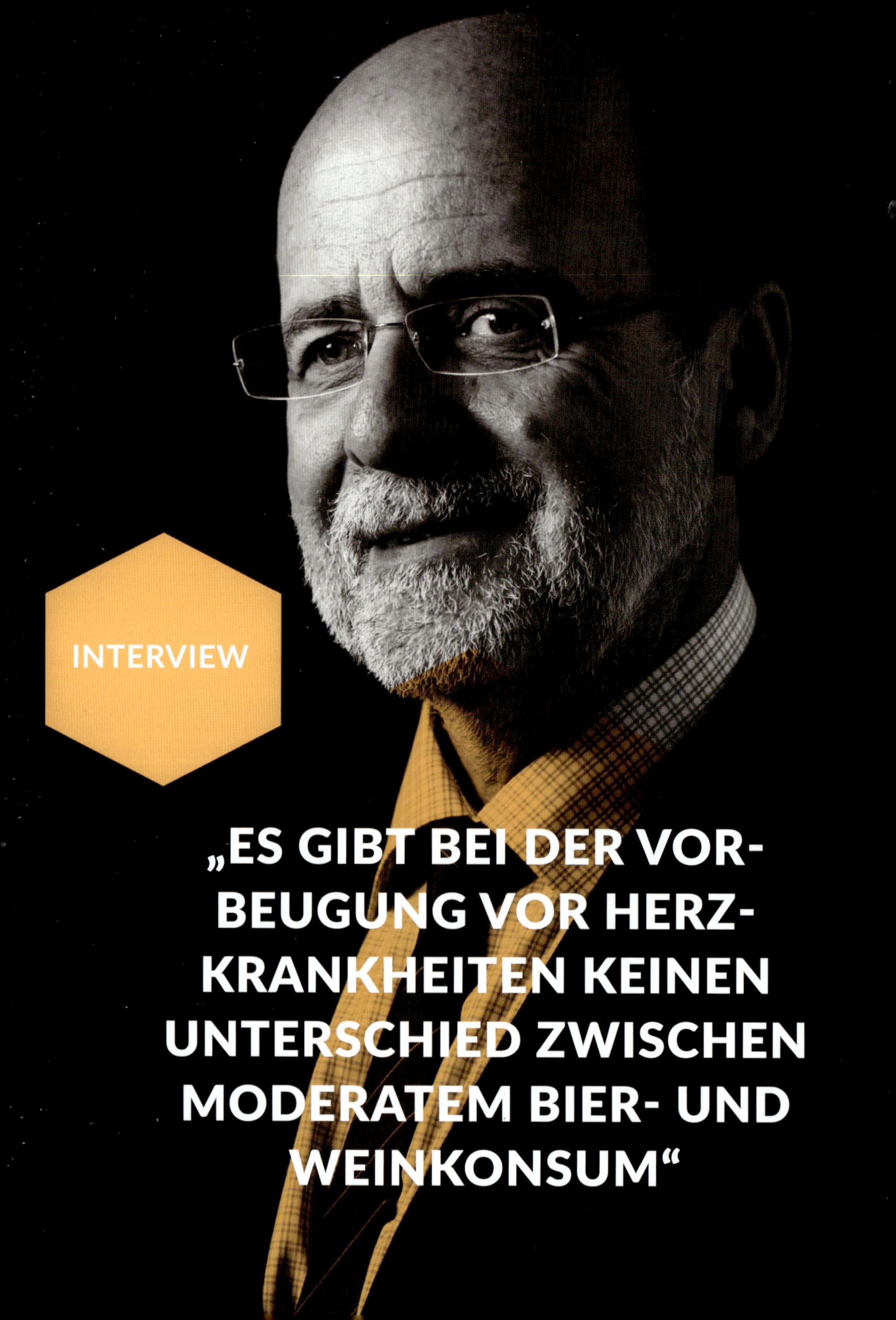

INTERVIEW

„ES GIBT BEI DER VORBEUGUNG VOR HERZKRANKHEITEN KEINEN UNTERSCHIED ZWISCHEN MODERATEM BIER- UND WEINKONSUM“

DR. RAMON ESTRUCH

Hospital Clinic, CIBER Adipositas und Ernährung, Universität Barcelona, Spanien

Spezialgebiete: Mediterrane Ernährung, Wein, Bier, Herz-Kreislauf-Erkrankungen, Arteriosklerose, Entzündungen

Was ist bekannt über spezielle Biere und die Gesundheit des Herzens?
„Manche Studien legen nahe, dass ein regelmäßiger und maßvoller Konsum von Bier und Wein aufgrund der Polyphenole in diesen Getränken einen größeren Schutz für Herz und Kreislauf bietet als Spirituosen. Dennoch zeigen wesentlich mehr Studien auf, dass ein maßvoller Alkoholkonsum im Allgemeinen, unabhängig von der Art des Getränks, die Anzahl der Herz-Kreislauf-Erkrankungen und die Sterblichkeitsrate senken kann. Daher geht der größte Teil der schützenden Wirkungen des Bieres auf den Alkoholgehalt zurück. Manche Nebenbestandteile wie die Polyphenole Xanthohumol und Iso-Xanthohumol könnten zur Gesundheit beitragen, spielen aber eine wesentlich geringere Rolle."

Die mediterrane Ernährung wird oft mit Wein in Verbindung gebracht, aber kann Wein auch durch Bier ersetzt werden?
„Die traditionelle mediterrane Ernährung beinhaltet den regelmäßigen und maßvollen Konsum vor allem von Rotwein zu den Mahlzeiten. Doch schon in vergangenen Zeiten konnte dies auch Bier sein. Einige Experten haben darauf hingewiesen, dass Bier in die mediterrane Ernährungspyramide aufgenommen werden sollte, zusammen mit Rotwein und Apfelwein. Auch heutzutage ersetzen einige Konsumenten aus den Mittelmeerländern Wein durch Bier zu den Mahlzeiten, besonders im Sommer. Für die schützende Wirkung gegen Herz-Kreislauf-Erkrankungen spielt es keine Rolle, ob man bei dieser Ernährung Wein oder Bier trinkt."

Was würden Sie gerne im Bereich „maßvoller Bierkonsum als Teil eines gesunden Lebensstils" untersuchen, wenn Ihre Mittel unbegrenzt wären?
„Auch wenn Observationsstudien bereits starke Hinweise geben, würde ich gerne mit dem höchsten Grad der Wissenschaftlichkeit nachweisen, dass maßvoller Bierkonsum nützlich ist zur Vorbeugung gegen Herz-Kreislauf-Erkrankungen und Typ-2-Diabetes. Um dies zu tun, wird eine große Anzahl Menschen aus verschiedenen Ländern benötigt, die kontrolliert Mahlzeiten über einen langen Zeitraum mit oder ohne Bier zu sich nimmt. Die Ergebnisse aus dieser Studie könnten der Wissenschaft, der Medizin und dem öffentlichen Gesundheitswesen dabei helfen, Empfehlungen an die Verbraucher hinsichtlich der Wirkungen des maßvollen Bierkonsums zu geben."

HERZ-KREISLAUF-ERKRANKUNGEN

Ein maßvoller Bierkonsum kann positive Wirkungen auf Herz und Blutgefäße haben und vor Herz-Kreislauf-Erkrankungen (HKE) schützen.

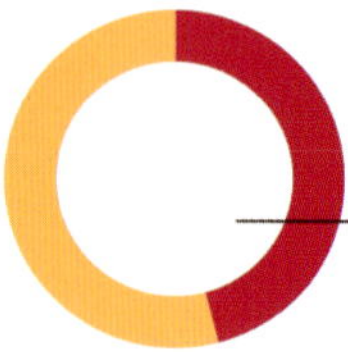

46%

HKE sind die häufigste Todesursache in Europa.

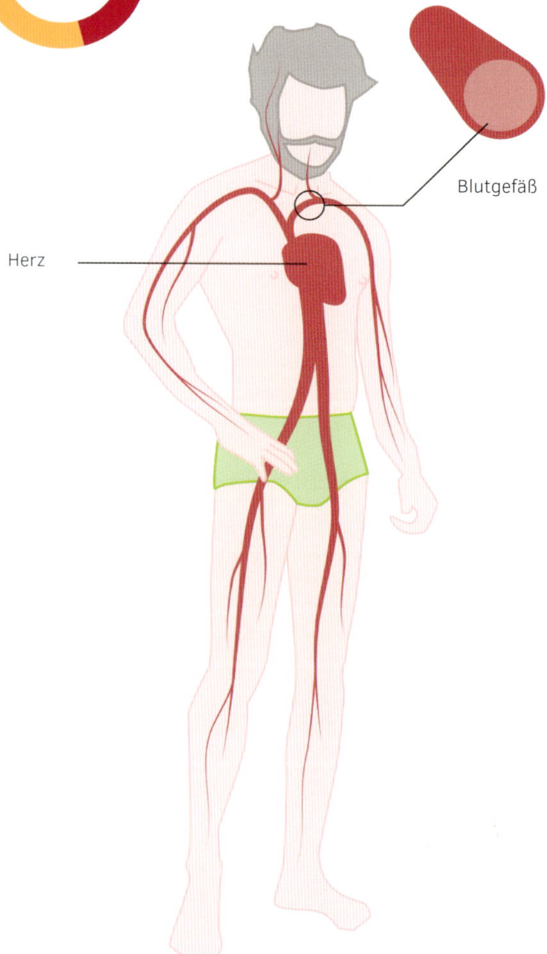

Der Verlauf von HKE

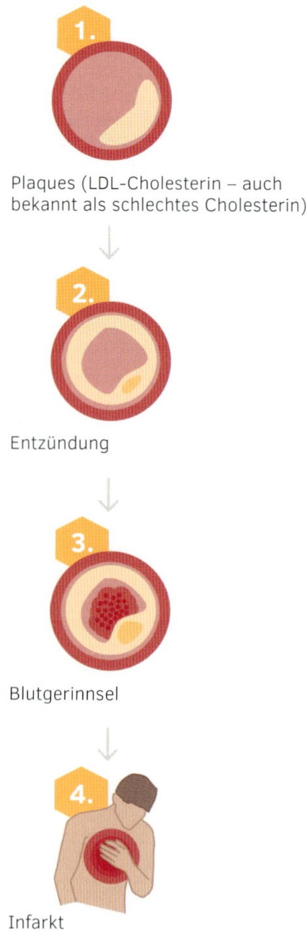

Die potenziellen Auswirkungen auf die Gesundheit gelten nur für einen maßvollen Biergenuss bei Erwachsenen. In dieser Infografik wird maßvoller Biergenuss definiert als nicht mehr als zwei 25 cl an 5 %igem Bier (oder zwei 33 cl an 3,8 %igem Bier oder zwei 10 cl an 13 %igem Wein) pro Tag für Männer und jeweils nicht mehr als die Hälfte für Frauen. Dies mag je nach Alter, Größe und Gesamtbefinden ►

Maßvoller Alkoholkonsum reduziert das Risiko, HKE zu entwickeln.

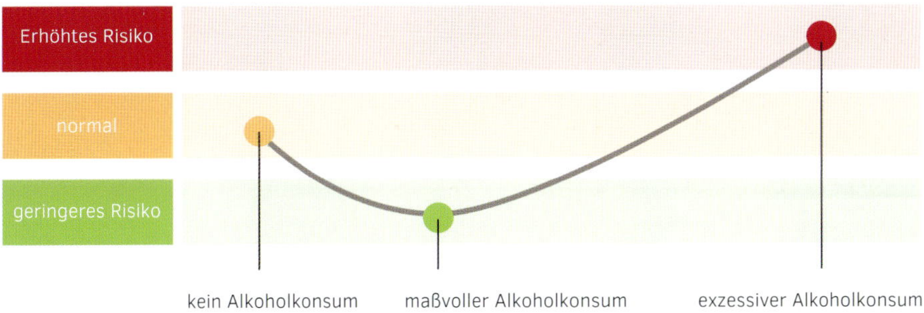

irkungen des maßvollen koholkonsums auf HKE

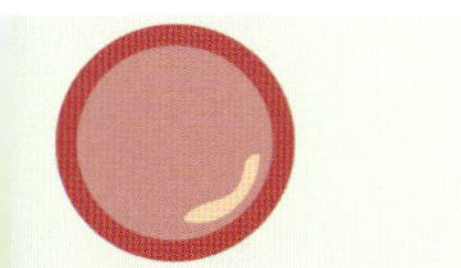

weniger Plaquebildung

Erhöhter HDL-Cholesterinspiegel – auch bekannt als gutes Cholesterin – und Insulinempfindlichkeit

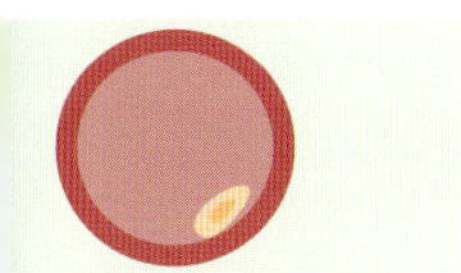

weniger Entzündungen

Senkung der entzündlichen Faktoren, die an HKE beteiligt sind

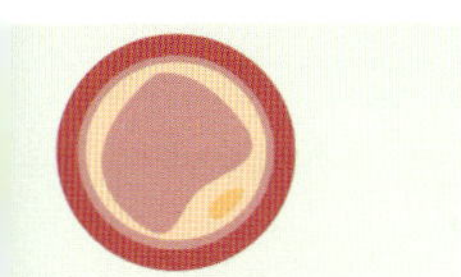

weniger Entzündungen

Senkung des Fibrinogens, was die Bildung von Blutgerinnseln senkt

Zur HKE-Vorbeugung: Rauchen Sie nicht, bewegen Sie sich und essen und trinken Sie gesund und maßvoll.

Ein maßvoller Bierkonsum kann nicht nur das Risiko senken, HKE zu entwickeln, sondern auch Menschen mit HKE können von den schützenden Wirkungen des Alkohols profitieren.

unterschiedlich sein. Ein auch sonst gesunder Lebensstil wird dringend empfohlen. Für eine persönliche Beratung wenden Sie sich bitte an Ihren Hausarzt. Bitte berücksichtigen Sie, dass dies keinen Richtwert für den Alkoholkonsum darstellt. Alle Aussagen aus dieser Infografik werden durch wissenschaftliche Erkenntnisse gestützt und können auf www.beerandhealth.eu nachgelesen werden.

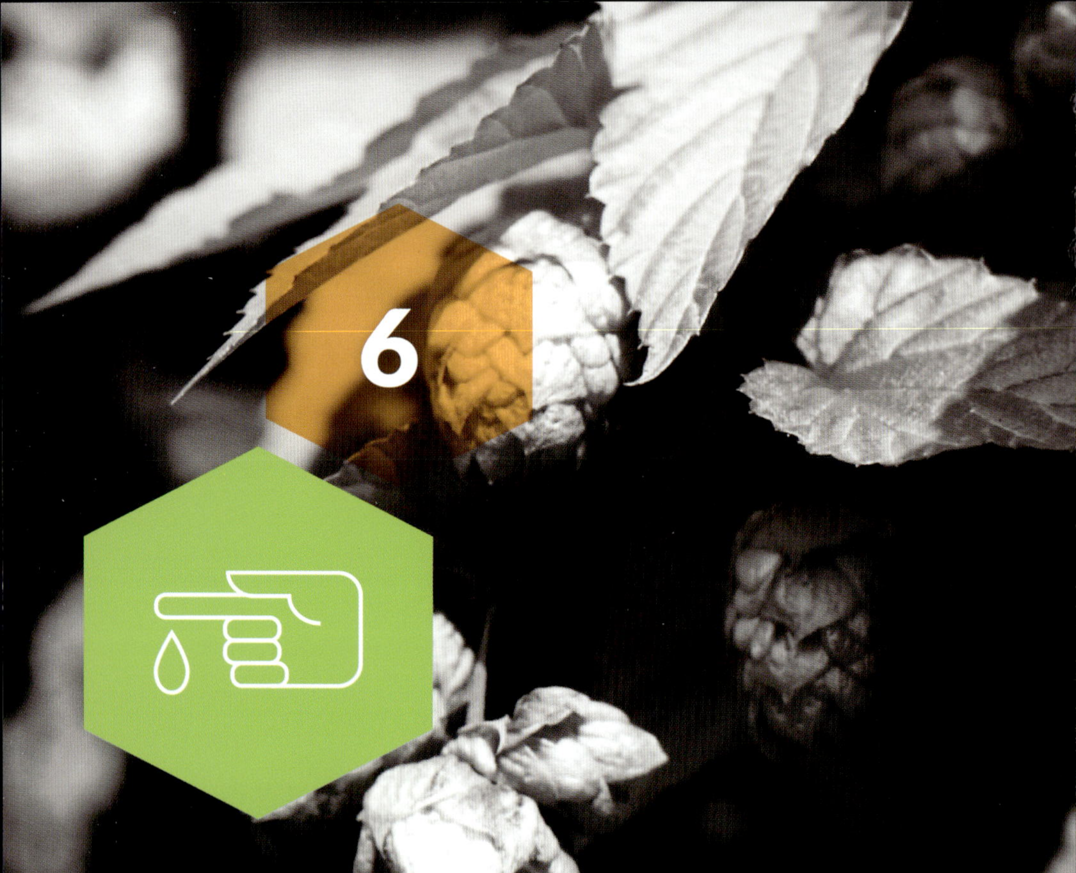

6

BIER UND DIABETES

Da Bier Alkohol enthält, kann es sich auf Diabetes auswirken. Es gibt beachtliche wissenschaftliche Hinweise, dass der Konsum von bis zu 24 g Alkohol am Tag das relative Risiko für Typ-2-Diabetes um bis zu 30 % senken kann. Bei Menschen mit Diabetes kann der maßvolle Alkoholkonsum die glykämische Kontrolle verbessern und zu einer Senkung des Herzk-Keislauf-Erkrankungsrisikos und zu einer günstigeren Sterblichkeitsrate beitragen. Diese Wirkungen gelten für alle alkoholischen Getränke.

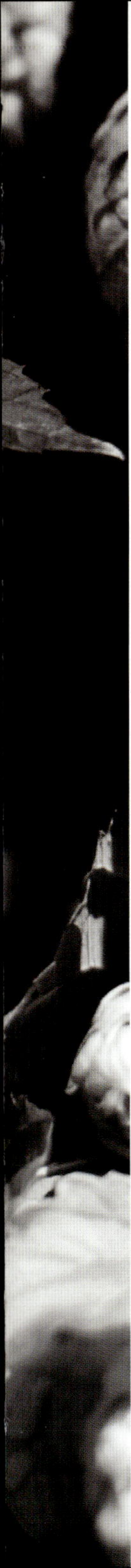

- Ein maßvoller Bierkonsum kann aufgrund des Alkohols im Bier das Risiko verringern, Typ-2-Diabetes zu entwickeln.
- Der Konsum von bis zu 24 g Alkohol pro Tag kann das Risiko für Typ-2-Diabetes um 30 % verringern und scheint bei Frauen ausgeprägter zu sein als bei Männern.
- Erhöhte Adiponectinspiegel, eine erhöhte Insulinempfindlichkeit, eine Senkung des Nüchterninsulins, die glykämische Statuskontrolle und entzündungshemmende Wirkungen sind die biologischen Mechanismen, die diesen Zusammenhang erklären.
- Zusätzlich zu einem gesunden Lebensstil kann auch ein maßvoller Alkoholkonsum gegen Typ-2-Diabetes schützen.
- Menschen mit Diabetes können auch von einem maßvollen Alkoholkonsum profitieren, da sich das Risiko, an einer koronaren Herzkrankheit zu sterben, ebenso verringert wie jenes für mikrovaskuläre Komplikationen.

6.1 Diabetes in Europa

In Europa gibt es rund 60 Millionen Menschen mit Diabetes (Typ 1 und Typ 2, siehe Kasten zu Hintergrundinformationen über Diabetes), zudem steigt die Häufigkeit von Diabetes und erreicht in einigen Ländern bereits 10–12 %.[145] Darüber hinaus wird eine hohe Dunkelziffer von nicht diagnostiziertem Diabetes vermutet. In Europa weiß rund einer von drei Menschen nicht, dass er Diabetes hat.[146] Von den Diabetikern sterben 50 % infolge von Herz-Kreislauf-Erkrankungen (vor allem Herzinfarkt und Schlaganfall) und 10–20 % sterben an Nierenversagen.[145,147,148]

6.2 Alkoholkonsum und Typ-2-Diabetes-Risiko

Populationsstudien zeigen einen Zusammenhang in Form einer J-Kurve zwischen dem Alkoholkonsum und dem Risiko für Typ-2-Diabetes (siehe Abbildung 7). Im Vergleich zu denjenigen, die keine alkoholischen Getränke trinken, wird der Konsum von bis zu 24 g Alkohol pro Tag mit einem durchschnittlich 30 % geringeren relativen Risiko für Typ-2-Diabetes in Zusammenhang gebracht. Hierbei scheint ein deutlicher Unterschied zwischen den Geschlechtern zu bestehen, wobei die Wirkung bei Frauen deutlicher ausgeprägt ist als bei Männern. Der vermutete schützende Effekt wurde bei bis zu 25 % der Männer und bis zu 45 % der Frauen gefunden.[149-151] In einer weiteren Metaanalyse wurde herausgefunden, dass der positive Effekt auf Frauen und nicht asiatische Menschen begrenzt ist.[152] Im Vergleich zu Nichttrinkern führt ein höherer Alkoholkonsum zu einem vergleichbaren oder höheren Risiko für Typ-2-Diabetes.[149-152] Der Unterschied in der Risikoreduzierung zwischen Männern und Frauen könnte teilweise durch die Fettverteilung im Körper[151], den Alkoholstoffwechsel[153] oder Trinkmuster erklärt werden.[154]

Auswirkungen des Lebensstils

Der Zusammenhang zwischen gemäßigtem Alkoholkonsum und Typ-2-Diabetes kann wahrscheinlich nicht mit einem gesünderen Lebensstil erklärt werden. Bei Probanden, die bereits aufgrund eines gesünderen Lebensstils (geringes Körpergewicht, hohes Maß an sportlicher Betätigung, Nichtraucher und gesunde Ernährung) ein geringeres Risiko haben, Typ-2-Diabetes zu entwickeln, wird der Konsum von 5–14,9 g Alkohol pro Tag bei Frauen und von 5–29,9 g pro Tag bei Männern mit einem zusätzlichen, um 44 % geringeren relativen Risiko für die Entwicklung von Typ-2-Diabetes in Verbindung gebracht.[156] ▶

Abbildung 7. Zusammenhang zwischen Alkoholkonsum und Typ-2-Diabetesrisiko[149]

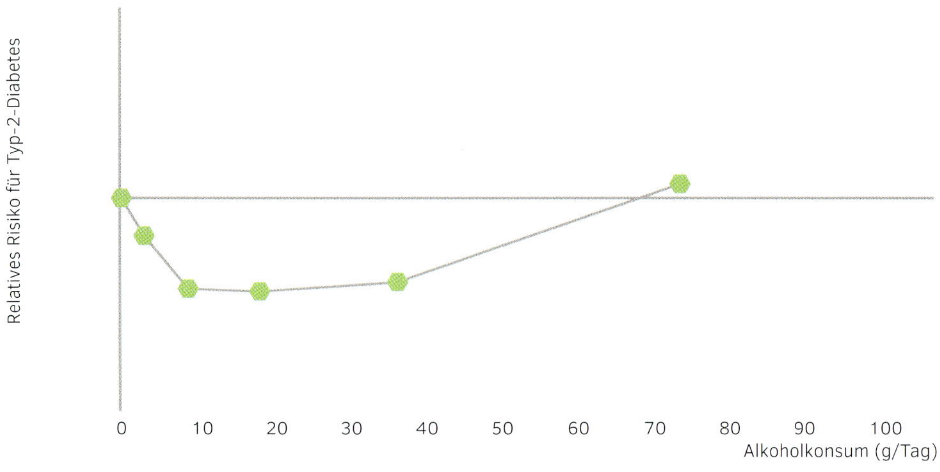

Was ist Typ-1-Diabetes?
Typ-1-Diabetes macht 10 % aller Diabetesfälle weltweit aus. Die Krankheit ist gekennzeichnet durch eine mangelhafte Insulinproduktion aufgrund einer autoimmunen Zerstörung der Zellen der Bauchspeicheldrüse. Insulin ist ein Hormon, das in der Bauchspeicheldrüse produziert wird und die Absorption von Glukose aus dem Blut reguliert. Typ-1-Diabetes lässt sich mit dem derzeitigen Wissensstand nicht vorbeugen und die Behandlung erfordert eine tägliche Insulingabe.

Was ist Typ-2-Diabetes?
Typ-2-Diabetes ist eine Erkrankung, bei der der Körper zunächst unempfindlich gegen Insulin wird (siehe Abbildung 8). Dann wird als Folge der Insulinunempfindlichkeit die Insulinproduktion erhöht, was zu einer gestörten Insulinabsonderung aus der Bauchspeicheldrüse führen kann. Dies führt wiederum zu hohen Blutzuckerspiegeln im Blut (Hyperglykämie), was mit der Zeit schwerwiegende Schäden an Nerven und Blutgefäßen hervorrufen kann.[145]

Was sind die Risikofaktoren für Typ-2-Diabetes?
Lebensstilfaktoren, die das Risiko für Typ-2-Diabetes erhöhen, sind vorwiegend starkes Übergewicht[147] und unzureichende körperliche Betätigung. Letzteres kann die Insulinempfindlichkeit senken und zu stärkerem Übergewicht führen.[175] Weitere Risikofaktoren sind eine hohe Kalorienzufuhr aus raffinierten Kohlenhydraten und gesättigten Fetten, eine geringe Aufnahme an Obst und Gemüse, eine hohe Salzaufnahme und Rauchen.[147,176]

Abbildung 8. Typ-2-Diabetes erklärt

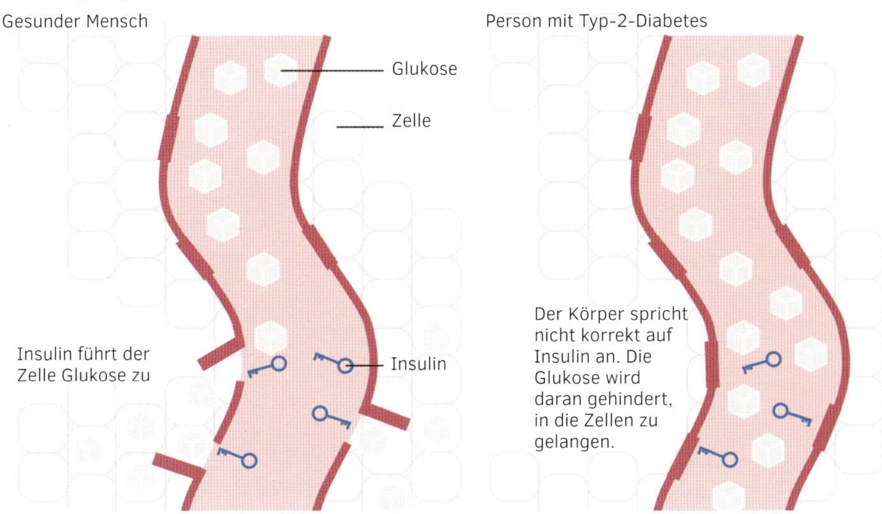

Vorübergehende und reversible Wirkungen
Die Wirkung des Alkoholkonsums auf das Diabetesrisiko kann ausgehend von den Daten aus einer vierjährigen epidemiologischen Verlaufsstudie vorübergehend und reversibel sein. Eine Abnahme des Alkoholkonsums von 5–30 g pro Tag auf 0–5 g pro Tag geht einher mit einer leichten Zunahme des relativen Risikos für Typ-2-Diabetes. Andererseits senkt eine Zunahme des Alkoholkonsums um 7,5 g pro Tag bei Nichttrinkern oder denjenigen, die weniger als 15 g Alkohol pro Tag konsumieren, das relative Risiko für Typ-2-Diabetes um 10–20 %.[155]

6.3 Mechanismen, die die günstige Wirkung des maßvollen Alkoholkonsums erklären

Mehrere biologische Mechanismen, die erklären können, wie sich der Alkoholkonsum auf das Risiko für Typ-2-Diabetes auswirkt, wurden in Interventionsstudien untersucht.

Erhöhte Adiponectin-Werte
Erhöhte Adiponectin-Werte (10 %) wurden im Vergleich zu Nichttrinkern an Probanden beobachtet, die alkoholische Getränke zu sich nahmen (20–40 g Alkohol pro Tag).[121] Diese Steigerung der Adiponectin-Werte ist wahrscheinlich der wichtigste Mechanismus, der rund 25–30 % des Zusammenhangs zwischen maßvollem Alkoholkonsum und einem geringeren Risiko für Typ-2-Diabetes erklärt.[157]
Adiponectin ist ein Signalpeptid, das vom Fettgewebe ausgeschieden wird. Es erhöht nachweislich die Insulinempfindlichkeit,[158] und höhere Adiponectin-Werte werden mit einem geringeren Risiko für Typ-2-Diabetes in Verbindung gebracht.[159] Zudem besteht für Adiponectin ein umgekehrter Zusammenhang mit Entzündungsmarkern in Bezug auf das Typ-2-Diabetes-Risiko.[160] Adiponectin wird vorwiegend im Fettgewebe des Gesäßes und der Beine[161] gebildet, was zur Erklärung beitragen könnte, weshalb Alkohol Frauen einen besseren Schutz vor Diabetes bieten kann als Männern.

Erhöhte Insulinempfindlichkeit und Senkung des Nüchterninsulins
Der Konsum von weniger als 40 g Alkohol pro Tag kann bei Frauen die Insulinempfindlichkeit verbessern und die Konzentration an Nüchterninsulin verringern, nicht aber bei Männern. Dies könnte auch die stärkere Senkung des Risikos bei maßvollem Alkoholkonsum bei Frauen im Vergleich zu Männern erklären.[162] Der biologische Mechanismus, durch den der Alkoholkonsum die Insulinempfindlichkeit verbessert, wurde noch nicht vollständig geklärt. Alkohol selbst wirkt sich stark auf den Lipidstoffwechsel aus[116] und könnte daher auch die Insulinresistenz und das Risiko für Typ-2-Diabetes beeinflussen. ►

Abbildung 8. Relatives Risiko für Typ-2-Diabetes im Verhältnis zur Alkoholaufnahme und zur Anzahl weiterer Faktoren eines gesunden Lebensstils [156]

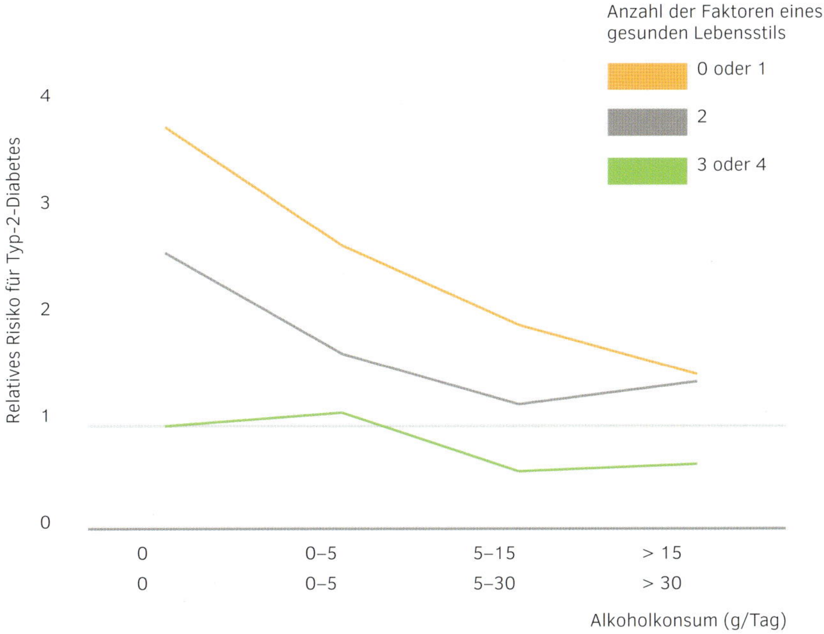

Eine andere Erklärung ist, dass Acetat, das wichtigste Abbauprodukt der Alkoholoxidation, die Freisetzung der Fettsäuren aus dem Fettgewebe senkt und die Aufnahme der zirkulierenden Fettsäuren im Muskel verhindert.[163] Diese Reduzierung in der Verfügbarkeit der systemischen Fettsäuren würde eine erhöhte Glukoseoxidation und Insulinempfindlichkeit erwarten lassen.[164,165]

Glykämische Statuskontrolle

Im Vergleich zu Nichttrinkern wurden bei denjenigen, die weniger als 40 g Alkohol pro Tag konsumierten, nedrigere Pegel für Hämoglobin A_{1c} (HbA_{1c}) beobachtet.[162] Die Konzentration an HbA_{1c} im Blut spiegelt die durchschnittlichen Glukosewerte über die vergangenen 8–12 Wochen wider und wird als Maß für den glykämischen Status verwendet. Ein niedriger HbA_{1c}-Wert steht für eine bessere Glukoseregulierung. Der zugrundeliegende Mechanismus der glykämischen Kontrolle durch den Alkohol ist noch nicht klar erforscht, aber der Alkohol kann den HbA_{1c}-Wert senken, indem er den akuten Anstieg des Blutzuckerspiegels nach dem Essen unterdrückt und die frühe Insulinantwort erhöht.[162]

Entzündungshemmende Wirkung

Alkoholkonsum kann die beteiligten Entzündungsfaktoren wie das C-reaktive Protein senken.[122,166,167] Leichte entzündliche Veränderungen gehen dem Typ-2-Diabetes nachweislich um viele Jahre voraus.[168]

6.4 Alkoholkonsum bei Diabetikern

Bei Menschen mit Diabetes kann ein maßvoller Alkoholkonsum den Blutzuckerspiegel und diabetesabhängige Komplikationen beeinflussen.

Hypoglykämische Wirkung von Alkohol

Alkohol hat akute Auswirkungen auf den Kohlenhydratstoffwechsel, da er die Produktion von Glukose in der Leber hemmt. Wenn alkoholische Getränke ohne Nahrung konsumiert werden, kann dies bei Diabetikern, die Insulin oder insulinstimulierende Medikamente einnehmen (mit Ausnahme der GLP-1-Analoge) zu Hypoglykämie führen.[169] ▶

Glykämische Antwort

Die glykämische Antwort (GR) ist die Veränderung des Blutzuckerspiegels nach einer Mahlzeit, die Kohlenhydrate enthält.

Glykämischer Index

Der glykämische Index (GI) ist die GR nach dem Verzehr einer Portion eines Lebensmittels, die 50 g (oder in manchen Fällen 25 g) verfügbare Kohlenhydrate enthält, gemessen über einen Zeitraum von zwei Stunden. Der GI wird als Prozentsatz des GR des Referenzkohlenhydrats nach 50 g (oder 25 g) angegeben (das Referenzkohlenhydrat ist entweder eine Glukoselösung oder helles Weizenbrot, definiert jeweils als Glukoseskala oder Brotskala). Nahrungsmittel mit Kohlenhydraten, die schnell verdaut, absorbiert und verstoffwechselt werden, gelten als Nahrungsmittel mit hohem GI (GI $\geq$ 70), während jene, die langsam verdaut, absorbiert und verstoffwechselt werden, als Nahrungsmittel mit niedrigem GI gelten (GI $\leq$ 55).

Glykämische Last

Die glykämische Last (GL) steht für den Gesamtgehalt an verfügbaren Kohlenhydraten in einer bestimmten Nahrungsmenge multipliziert mit ihrem GI: (GI × Kohlenhydrate (g))/100. Nahrungsmittel mit einem GL $\leq$ 10 haben eine niedrige GL, diejenigen mit einem GL $\geq$ 20 weisen hingegen eine hohe GL auf.

Auswirkungen auf das Typ-2-Diabetesrisiko

In Populationsstudien wurde eine Ernährungweise mit hohem GI oder GL mit einem erhöhten Risiko verbunden, Typ-2-Diabetes oder eine koronare Herzkrankheit zu entwickeln, während eine Ernährung mit niedrigem GI oder GL das Risiko senkt. Der biologische Mechanismus hinter diesem schützenden Effekt ist, dass eine Ernährung mit niedrigem GI oder GL die Insulinempfindlichkeit, das Lipidprofil und die Entzündungsmarker, einschließlich des C-reaktiven Proteins, verbessern kann.[177]

Bier: Hoher glykämischer Index versus geringes Diabetesrisiko

Bier gilt als Nahrungsmittel mit hohem GI. Der GI für Lagerbier beträgt rund 100[178,179], vergleichbar dem GI von Kartoffeln oder Frühstücksflocken.[180] Dennoch beträgt der GL von Bier nur 7,5 aufgrund des geringen Kohlenhydratgehalts (7,5 g Kohlenhydrate pro 250 ml*). Im Vergleich zu anderen Produkten hat ein Glas eines normalen Softgetränks einen GI von 63 und einen GL von 16, eine gekochte Kartoffel mit einem Gewicht von 150 g hat einen GI von 96 und einen GL von 24.[180] Auch wenn Nahrungsmittel mit hohem GI oder GL mit einem erhöhten Diabetesrisiko in Verbindung gebracht werden,[181] geht der Alkoholkonsum von bis zu 24 g täglich mit einem geringeren Diabetesrisiko einher. Dieser Widerspruch lässt sich dadurch erklären, dass Bier, wenn es zu oder vor einer kohlenhydratreichen Mahlzeit aufgenommen wird, dazu beiträgt, den Spitzenglukosewert im Blut nach der Mahlzeit zu senken. Der biologische Mechanismus dahinter ist vermutlich die Eigenschaft des Alkohols, die Glukoseproduktion in der Leber akut zu hemmen, die so der Blutzuckerantwort entgegenwirkt als Ergebnis der Glukoseabsorption aus der Nahrung/Mahlzeit über den Darm, wodurch der Gesamt-GR (Spitzenglukosewert im Blut) gesenkt wird. Dies führt zu stabileren Glukosewerten im Blut nach der Nahrungsaufnahme/Mahlzeit, was in der Folge das Risiko für Typ-2-Diabetes senken könnte.[182] Da alkoholische Getränke oft zusammen mit einer Mahlzeit konsumiert werden, ist es wichtiger, den GR von Bier, das zusammen mit einer Mahzeit konsumiert wird, für das Diabetesrisiko zu berücksichtigen als den GI des Bieres selbst.

**Auf der Grundlage eines durchschnittlichen Kohlenhydratgehalts von 2,5 g pro 100 ml. Manche Biere liegen darunter, andere darüber.* ■

Ein geringer Blutzuckerspiegel nach dem Alkoholkonsum ist besonders dann ein Risiko, wenn die Glykogenspeicher aufgebraucht sind, was der Fall sein kann bei Menschen mit einer kohlenhydratarmen Ernährung oder bei Fastenden. Daher sollte Alkohol vorzugsweise zum Essen genossen werden. Dies gilt besonders für Diabetiker und Personen, die Insulin oder insulinstimulierende Medikamente einnehmen.[170]

Risiko einer koronaren Herzkrankheit

Diabetiker sind einem größeren Risiko für koronare Herzkrankhei (KHK) ausgesetzt.[171] Der Konsum von mindestens 18 g Alkohol am Tag verringert im Vergleich zu Nichttrinkern bei diesen Personen das Risiko einer KHK um 40 %, und das relative Risiko, an einer KHK zu sterben, sinkt um 66 %.[172] In einer Verlaufsstudie wurde eine Senkung des relativen KHK-Risikos um 61 % beim Konsum von 100–200 g Alkohol pro Woche beobachtet.[173]

Risiko von Neuropathien, Retinopathien und Nephropathien

Neben den makrovsakulären Komplikationen (der großen Blutgefäße), die zur KHK führen, haben Diabetiker auch ein erhöhtes Risiko, mikrovaskuläre Komplikationen (der kleinen Blutgefäße) wie Neuropathien (Nervenschäden), Retinopathien (Schädigungen der Netzhaut des Auges) und Nephropathien (Schädigungen/Leiden der Niere) zu entwickeln. Der Konsum von 30–70 g Alkohol pro Woche kann das relative Risiko dieser Komplikationen um mindestens 40 % senken.[174] ▶

WISSENSWERT

Die meisten Diabetiker können ohne Gefahr Bier in Maßen trinken

Die Empfehlungen für den Alkoholkonsum für Menschen mit Diabetes sind dieselben wie für die Gesamtbevölkerung, unabhängig davon,[183] ob sie Medikamente einnehmen oder nicht. Dennoch sollten diejenigen, die Insulin oder insulinstimulierende Medikamente einnehmen, die hypoglykämische Wirkung von Alkohol beachten. Aber wenn alkoholische Getränke im Maßen zum Essen getrunken werden, sind nur minimale Auswirkungen auf die Plasmaglukosekonzentrationen zu erwarten.[170] Maßvoller Alkoholkonsum kann die glykämische Kontrolle verbessern und zu einer Senkung des Risikos für Herz-Kreislauf-Erkrankungen und der Sterblichkeit bei Diabetikern beitragen.[170,172,173]

INTERVIEW

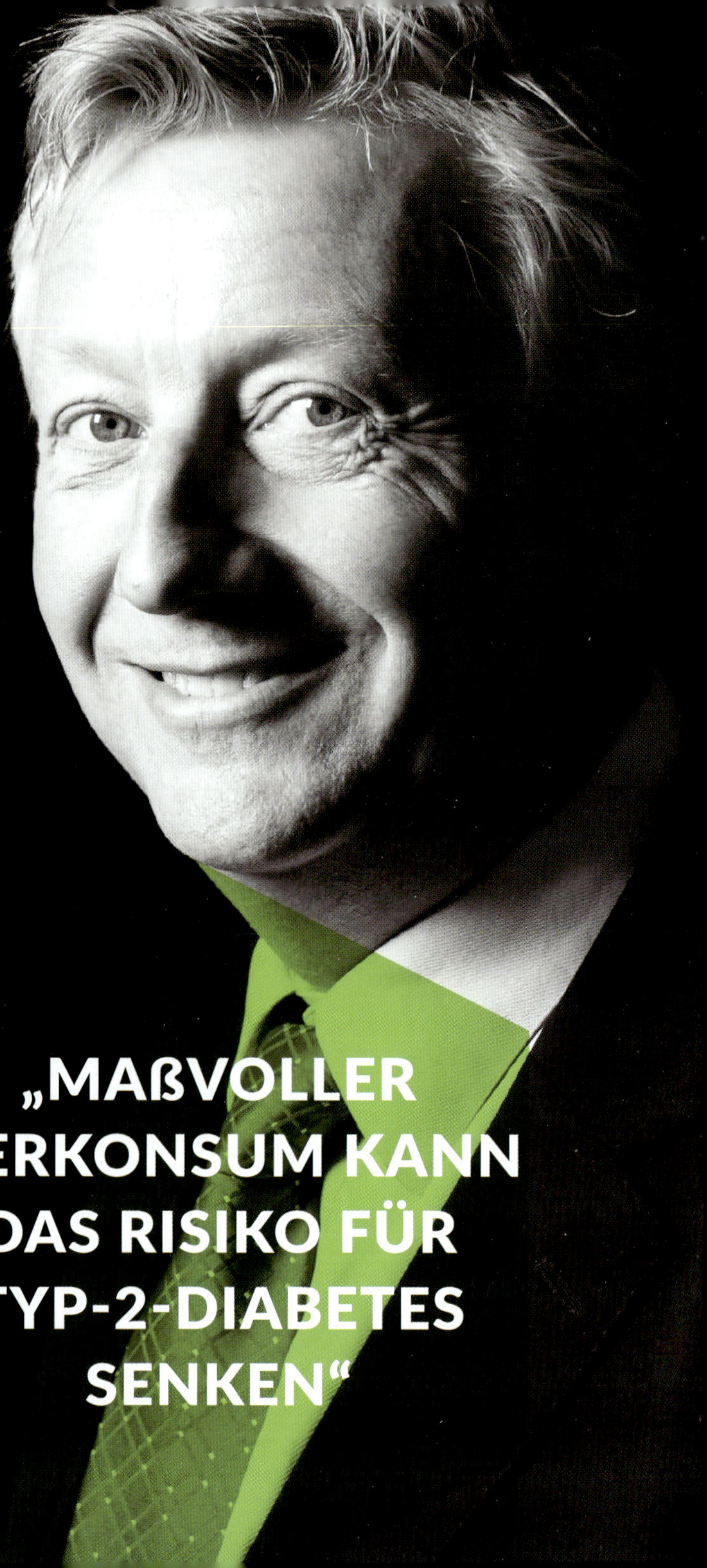

„MAßVOLLER BIERKONSUM KANN DAS RISIKO FÜR TYP-2-DIABETES SENKEN“

PROF. ARNE ASTRUP

Institut für Ernährung, Fitness und Sport,
Universität Kopenhagen, Dänemark
Spezialgebiete: Adipositas, Energiestoffwechsel, metabolisches Syndrom, Diabetes, Diätfette, Appetit

Verglichen mit den Gewohnheiten eines gesunden Lebensstils, die die Risiken für Typ-2-Diabetes senken, wie groß ist der Einfluss eines maßvollen Alkoholkonsums?
„Überschüssige Körperfette und Unterleibsfett, z.B. ein dicker Bauch, zusammen mit mangelnder körperlicher Betätigung, können bis zu 90 % aller neuen Fälle von Typ-2-Diabetes erklären, doch Faktoren wie Rauchen, Fasten und Trinkgewohnheiten können einen zusätzlichen, aber relativ geringen Einfluss haben. Der Konsum von 1–2 Gläsern eines alkoholischen Getränks bietet einen geringen, aber wichtigen Schutz vor Typ-2-Diabetes – wichtig, weil viele Menschen, darunter auch Gesundheitsexperten, der Ansicht sind, dass Alkohol das Risiko erhöht."

Bier enthält wie die meisten anderen Getränke Kalorien. Wie senkt ein maßvoller Bierkonsum das Risiko für Typ-2-Diabetes?
„Populationsstudien zeigen einen Zusammenhang in Form einer J-Kurve zwischen dem Bierkonsum und dem Risiko für Typ-2-Diabetes. Verglichen mit denjenigen, die keine alkoholischen Getränke zu sich nehmen, senkt der Konsum von bis zu 24 g Alkohol pro Tag das Risiko für Typ-2-Diabetes um bis zu 30 %. Ein höherer Alkoholkonsum jedoch führt zu einem höheren Risiko für Typ-2-Diabetes. Die Mechanismen hinter diesem Effekt könnten die Stimulierung des insulinsensibilisierenden Hormons Adiponectin sowie direktere Wirkungen auf die Insulinempfindlichkeit und -ausscheidung sein."

Was würden Sie gerne im Bereich „maßvoller Bierkonsum als Teil eines gesunden Lebensstils" untersuchen, wenn Ihre Mittel unbegrenzt wären?
„Ein maßvoller Bierkonsum reduziert wahrscheinlich Stress und Unruhezustände, zusätzlich zu der Wirkung auf Typ-2-Diabetes und Herz-Kreislauf-Erkrankungen. Jedoch beruhen die meisten Indizien auf Observationsstudien, und ich würde gerne eine randomisierte kontrollierte Studie durchführen, um den letzten Beweis zu erlangen."

TYP-2-DIABETES

Ein maßvoller Bierkonsum kann das Risiko verringern, an Typ-2-Diabetes zu erkranken.

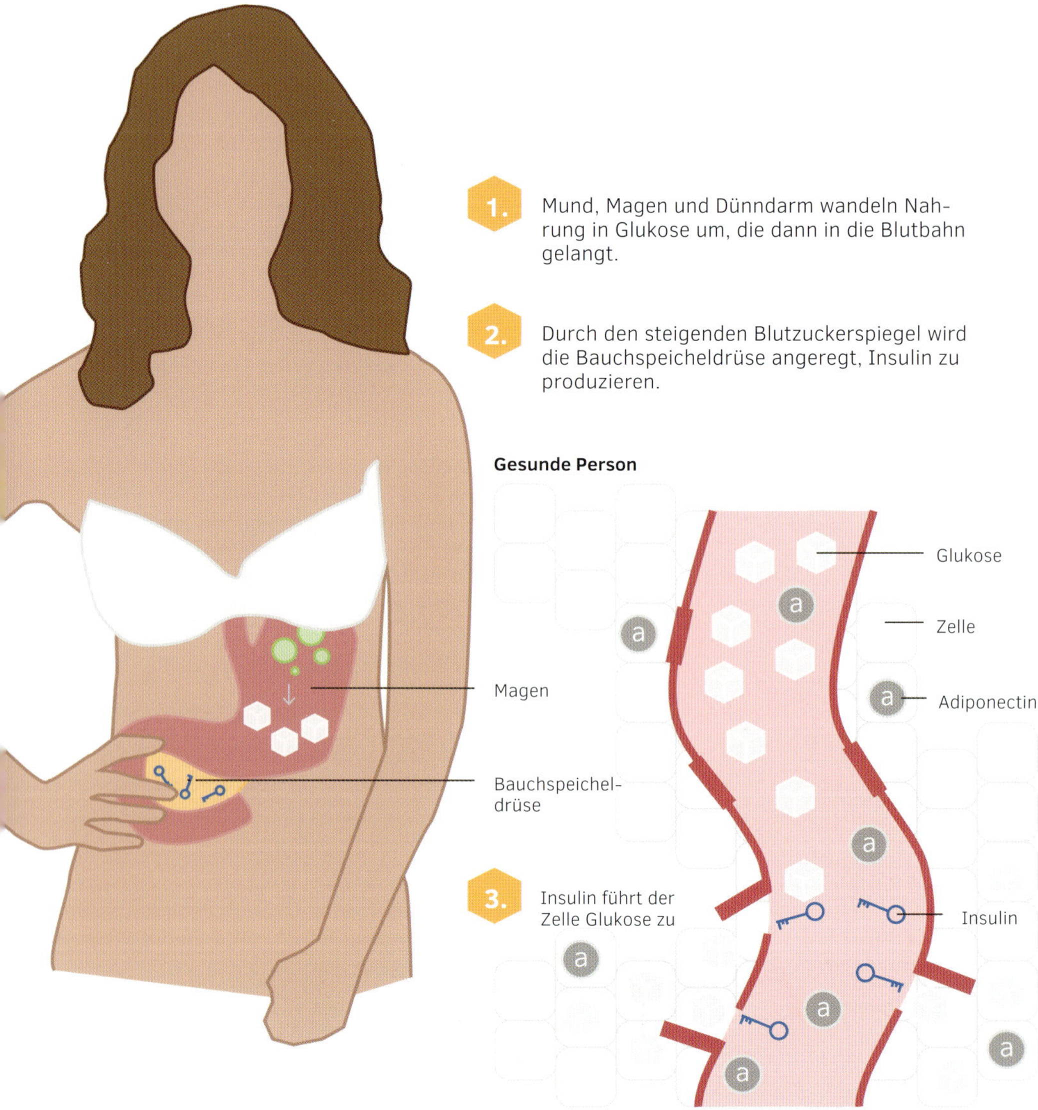

Die potenziellen Auswirkungen auf die Gesundheit gelten nur für einen maßvollen Biergenuss bei Erwachsenen. In dieser Infografik wird maßvoller Biergenuss definiert als nicht mehr als zwei 25 cl an 5 %igem Bier (oder zwei 33 cl an 3,8 %igem Bier oder zwei 10 cl an 13 %igem Wein) pro Tag für Männer und jeweils nicht mehr als die Hälfte für Frauen. Dies mag je nach Alter, Größe und Gesamtbefinden ▶

60 Millionen
Patienten mit Typ-2-Diabetes.

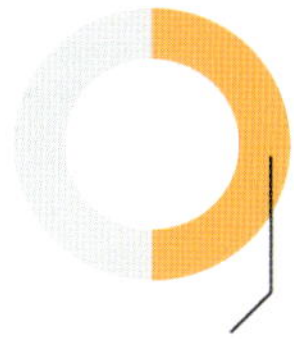

50 %
der Typ-2-Diabetes-patienten sterben an Herz-Kreislauf-Erkrankungen.

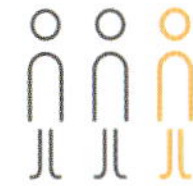

1 von 3
Menschen weiß nicht, dass er Typ-2-Diabetes hat.

Ein maßvoller Bierkonsum kann das Risiko verringern, an Typ-2-Diabetes zu erkranken durch:

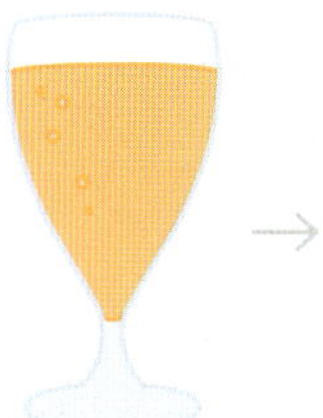

Entzündungshemmende Wirkung aufgrund eines Anstiegs des Adiponectin (vom Fettgewebe abgesondertes Peptid).

Leichte Entzündungen gehen dem Typ-2-Diabetes voraus.

Erhöhte Insulinempfindlichkeit aufgrund eines Anstiegs des Adiponectin und positive Wirkung auf den Lipidstoffwechsel.

Person mit Typ-2-Diabetes

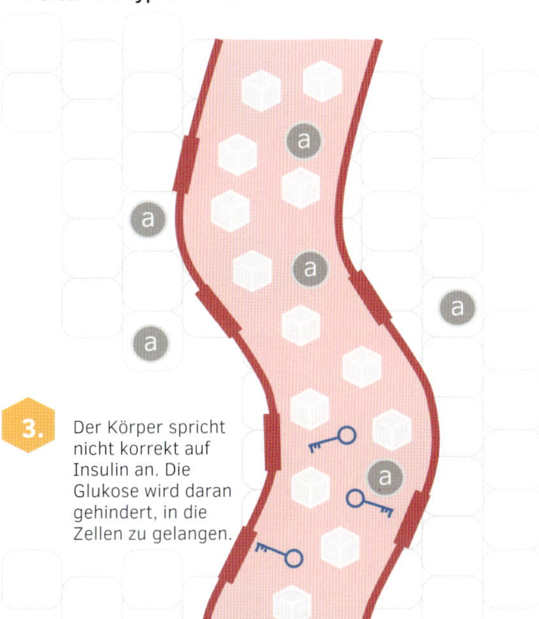

Der Körper spricht nicht korrekt auf Insulin an. Die Glukose wird daran gehindert, in die Zellen zu gelangen.

Um Typ-2-Diabetes vorzubeugen, sollte man nicht rauchen, Sport treiben, gesund essen und Alkohol in gesunden und maßvollen Mengen trinken.

Ein maßvoller Bierkonsum kann nicht nur das Risiko verringern, an Typ-2-Diabetes zu erkranken, sondern kann bei Menschen mit Typ-2-Diabetes auch die Regulierung des Blutzuckers verbessern und Komplikationen reduzieren.

unterschiedlich sein. Ein auch sonst gesunder Lebensstil wird dringend empfohlen. Für eine persönliche Beratung wenden Sie sich bitte an Ihren Hausarzt. Bitte berücksichtigen Sie, dass dies keinen Richtwert für den Alkoholkonsum darstellt. Alle Aussagen aus dieser Infografik werden durch wissenschaftliche Erkenntnisse gestützt und können auf www.beerandhealth.eu nachgelesen werden.

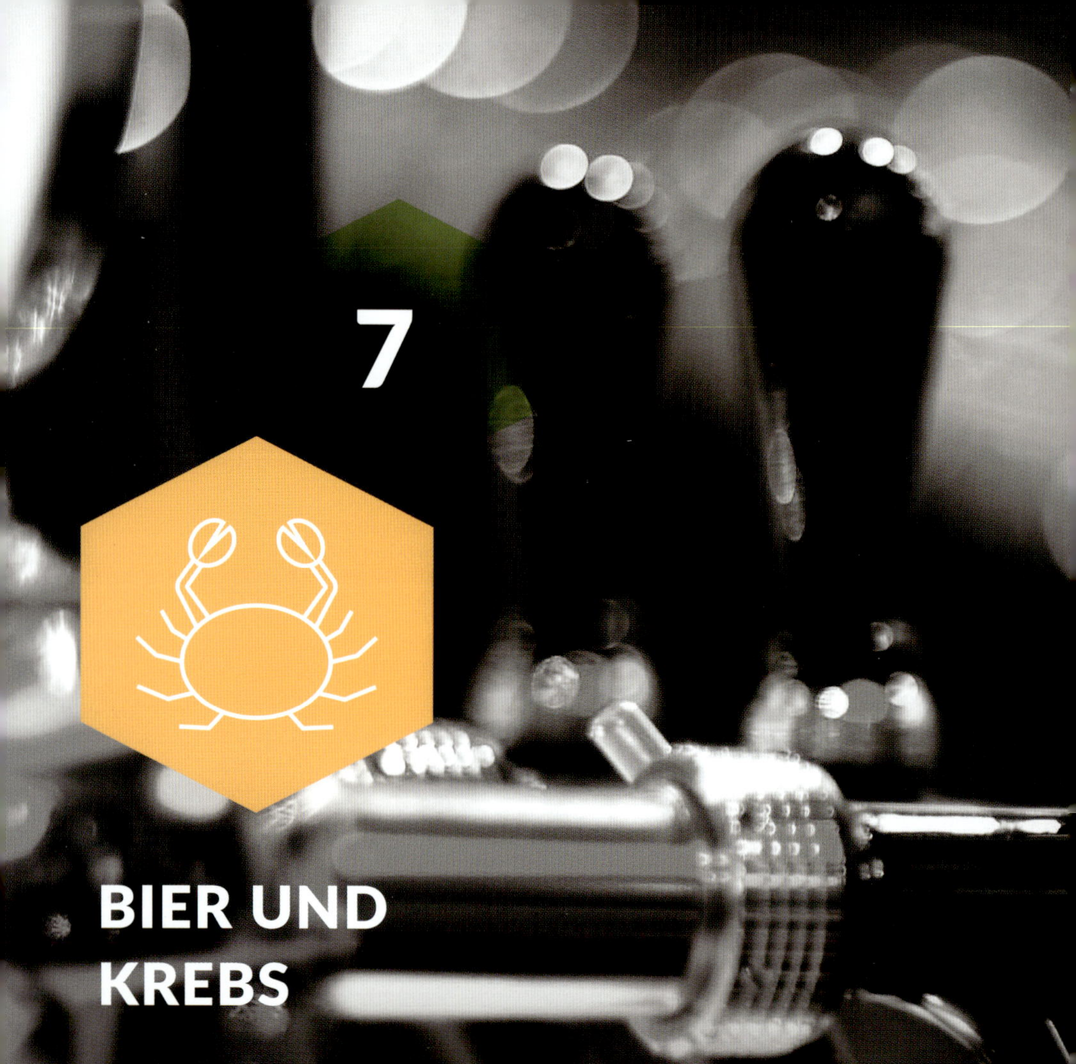

7

BIER UND KREBS

Alkohol kann das Brust-, Dickdarm-, Kopf- und Hals-, Leber- und Speiseröhrenkrebsrisiko erhöhen. Ein großer Teil der alkoholbedingten Krebsfälle in Europa geht mit dem Konsum von mehr als 24 g täglich bei Männern und mehr als 12 g täglich bei Frauen einher. Bei Männern werden rund 3 % der alkoholbedingten Krebsfälle mit dem Konsum von weniger als 24 g Alkohol täglich und bei Frauen rund 1 % mit dem Konsum von weniger als 12 g Alkohol täglich in Verbindung gebracht.

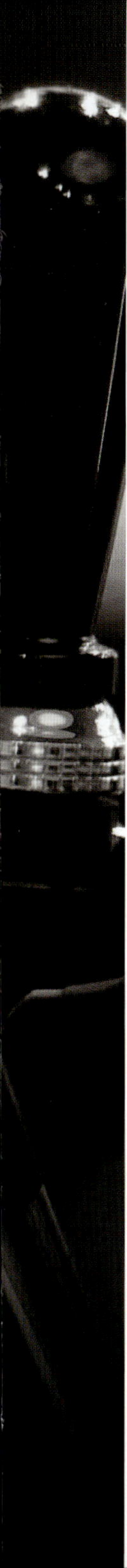

- Die meisten alkoholbedingten Krebsarten betreffen Brust, Dickdarm, Kopf und Hals, Leber und Speiseröhre.
- Eine große Zahl alkoholbedingter Krebsfälle in Europa geht einher mit dem Konsum von über 24 g Alkohol täglich für Männer und über 12 g täglich für Frauen.
- Bei Männern gehen 3 % der alkoholbedingten Krebsfälle mit dem Konsum von weniger als 24 g täglich einher. Bei Frauen wird nur 1% der alkoholbedingten Krebsfälle mit dem Konsum von weniger als 12 g täglich in Verbindung gebracht.
- Alkohol kann das Krebsrisiko ab einer größeren Aufnahmemenge erhöhen. Bei Brustkrebs z.B. wird der Konsum von 10 g täglich mit einem um 3–9 % erhöhten relativen Risiko in Verbindung gebracht. Im Vergleich dazu wird die Einnahme der Antibabypille mit einem um 24 % erhöhten relativen Risiko in Verbindung gebracht.
- Alle Aussagen zum erhöhten oder gesenkten Risiko sind im Kontext des absoluten Risikos zu sehen, im Laufe des Lebens an solchen Krebsarten zu erkranken.
- Es gibt Hinweise auf ein niedrigeres Risiko für Nierenkrebs, Non-Hodgkin-Lymphom und Schilddrüsenkrebs im Zusammenhang mit einem maßvollen Alkoholgenuss.

7.1 Krebs in Europa

Über 3,4 Millionen neue Krebsfälle wurden 2012 in Europa diagnostiziert.[184] Krebs ist eine der häufigsten Todesursachen und betrifft rund 20 % aller Todesfälle in einem Jahr.[185] 2012 betraf der Krebs vorwiegend die weibliche Brust (458.337 Fälle), gefolgt vom Dickdarm (446.801), der Lunge (409.911) und der Prostata (399.964). Diese vier Krebsarten machen die Hälfte aller Krebsfälle in Europa aus. Die häufigsten Todesfälle durch Krebs erfolgten bei Lungenkrebs (353.580 Todesfälle), Dickdarmkrebs (214.727), Brustkrebs (131.259) und Magenkrebs (107.313).[186]

7.2 Krebsursachen

Die meisten Krebsfälle weltweit gehen auf exogene Ursachen zurück. Nur ein geringer Teil aller Krebsfälle geht auf endogene Ursachen wie genetische Veranlagung zurück.[187] Zigarettenrauchen ist der häufigste vermeidbare Grund für Krebs in Europa. Andere bedeutende Risikofaktoren sind eine ungesunde Ernährung (geringe Zufuhr von Obst und Gemüse, hohe Zufuhr von rotem und verarbeitetem Fleisch, hohe Kalorienzufuhr) und mangelnde sportliche Betätigung. Alkoholgenuss und Umweltbedingungen (Sonneneinwirkung, Umweltverschmutzung, Infektionen etc.) tragen ebenso zum Krebsrisiko bei.[188] Ein wesentlicher Teil der Krebsfälle, die auf den Alkoholkonsum in Europa zurückgehen, wird mit einem täglichen Alkoholkonsum von über 24 g für Männer und über 12 g für Frauen in Verbindung gebracht.[189]

7.3 Alkoholkonsum und Krebsrisiko

Populationsstudien haben gezeigt, dass der Konsum von alkoholischen Getränken ►

Tabelle 4. Häufigkeit, Sterblichkeit, alkoholbedingtes und kumulatives Risiko für mit dem Alkoholkonsum verbundene Krebsarten in Europa (2012).

Krebsart	Häufigkeit[186]		Sterblichkeit[186]		Alkoholbedingter Anteil[189*]		Spanne des kumulativen Risikos**	
	Männer	Frauen	Männer	Frauen	Männer	Frauen	Männer	Frauen
Brust (nur Frauen)	n.a.	458,337	n.a.	131.259	n.a.	5 %	n.a.	4,2–11,6 %
Dickdarm	241.621	205.180	113.168	101.559	17 %	4 %	1,1–7,4 %	0,9–4,1 %
Kopf und Hals***	109.837	29.694	52.354	11.116	44 %	25 %	0,7–4,7 %	0,1–0,9 %
Speiseröhre	35.069	10.785	30.310	9.194			0,1–1,2 %	0,0–0,4 %
Leber und intrahepatische Gallenwege	42.783	2.637	39.899	22.253	33 %	13 %	0,2–1,5 %	0,1–0,7 %

n.a.– nicht anwendbar

* Siehe Seite 80

** Niedrigstes und höchstes Risiko (unterschiedlich in den verschiedenen europäischen Ländern), vor dem 75. Lebensjahr an einer bestimmten Krebsart zu erkranken. Daten entnommen aus globocan.iarc.fr.

*** Lippe, Mundhöhle, Rachen und Kehlkopf

Was ist Krebs?

Krebs ist ein Sammelbegriff für über 100 verschiedene Erkrankungen, die sich alle durch unkontrolliertes und abnormales Zellwachstum auszeichnen. Dieses Wachstum wird ausgelöst durch eine Veränderung der DNA, die die Zellteilung kontrolliert, und es bilden sich Tumore, wenn sich das abnormale Zellwachstum über einen langen Zeitraum hinweg fortsetzt. Bösartige Tumore können in andere Gewebe eindringen und sich im Blut und im Lymphsystem verteilen, wo sie Metastasen hervorrufen (Auftreten von Tumoren in anderen Teilen des Körpers). Gutartige Tumore verteilen sich nicht und hören schließlich auf zu wachsen. Nur bösartige Tumore werden als Krebs bezeichnet.[230] ■

Das relative Risiko sagt nichts über das absolute Risiko aus

In diesem Kapitel geht es darum, wie der Alkoholkonsum das Risiko bestimmter Krebsarten erhöht oder verringert. Es muss dabei beachtet werden, dass diese Zahlen relative Risiken abbilden. Sie sagen aus, wie viel mehr oder weniger wahrscheinlich es ist, dass ein Krebs in einer Gruppe von Menschen, die Alkohol trinken, auftritt im Vergleich zu Nichttrinkern. Dies unterscheidet sich von der Gesamtwahrscheinlichkeit, im Laufe des Lebens an Krebs zu erkranken, d.h. dem absoluten Lebenszeitrisiko. Das kumulative Risiko in Tabelle 4 zeigt das absolute Risiko, bis zum Alter von 75 Jahren an bestimmten Krebsarten zu erkranken. Dieses Risiko schwankt zwischen den einzelnen europäischen Ländern je nach den jeweils besonderen Risikofaktoren. Kennt man die kumulativen Risiken, ist es möglich, die in diesem Kapitel aufgeführten Risiken in die richtige Perspektive zu rücken, wie in untenstehendem Beispiel und dem später folgenden Brustkrebsbeispiel gezeigt wird. Ist das kumulative Risiko sehr gering, kann selbst eine starke Erhöhung des relativen Risikos aufgrund von Alkoholkonsum keinen großen absoluten Unterschied ausmachen. Bei einem bereits recht hohen kumulativen Risiko jedoch können bereits geringfügige Zunahmen des relativen Risikos eine deutliche Auswirkung haben.

Beispiel:
Das höchste absolute Lebenszeitrisiko für europäische Männer, bis zum Alter von 75 Jahren an Dickdarmkrebs zu erkranken, beträgt 7,4 % (siehe Tabelle 4) und tritt in der Slowakei auf. Der Konsum von 25 g Alkohol täglich erhöht das (relative) Risiko um 8 % (Abschnitt 7.3). Dies entspricht einer Steigerung des absoluten Risikos aufgrund von Alkoholkonsum von 7,4 % auf 8,0 % oder einer Steigerung von 74 auf 80 von 1000 Männern, die an Dickdarmkrebs erkranken.

Zu beachten ist jedoch, dass dies nur Beispiele sind, die einen Eindruck von der Wirkung des Alkoholkonsums auf das absolute Lebenszeitrisiko bis zu einem Alter von 75 Jahren geben sollen. Das individuelle absolute Lebenszeitrisiko kann über oder unter diesen Zahlen liegen, je nach den besonderen Risikofaktoren wie Alter und Lebensstil. ■

das Risiko erhöhen könnte, an Krebs an der weiblichen Brust, an Dickdarm, Kopf oder Hals, Leber und Speiseröhre zu erkranken.[190] Zur Krebsvorbeugung ist es besser, keinen Alkohol zu trinken.[188] Jedoch werden viele alkoholbedingte Krebsfälle in Europa mit einem täglichen Konsum von über 24 g Alkohol bei Männern und über 12 g Alkohol bei Frauen in Verbindung gebracht.[189] Dies erklärt auch zum Teil den höheren Anteil der J-förmigen Kurve zwischen Alkoholkonsum und Gesamtsterblichkeit. Bei maßvollem Alkoholkonsum gibt es ein geringeres Risiko der Gesamtsterblichkeit (siehe Kapitel 10).

Dem Alkohol zugeschriebene Anteile

Tabelle 4 gibt einen Überblick über die Häufigkeit und die Sterblichkeit bei alkoholbedingten Krebsarten in Europa sowie die dem Alkohol zugeschriebenen Anteile. Sie gibt die Fälle an, die mit dem Alkoholkonsum in Verbindung gebracht werden bzw. wie viele Krebsfälle hätten vermieden werden können, wenn sich jeder Mensch in Europa immer abstinent verhalten hätte. In ganz Europa werden die Krebsfälle, die auf Alkoholgenuss zurückgehen, auf rund 10 % aller Fälle bei Männern und auf rund 3 % bei Frauen geschätzt, was von Land zu Land aufgrund der Unterschiede in der Alkoholzufuhr und anderer Faktoren schwankt.[189] Ein wesentlicher Teil der alkoholbedingten Krebsfälle in Europa geht zurück auf den Konsum von mehr als 24 g Alkohol pro Tag bei Männern und mehr als 12 g pro Tag bei Frauen. Bei Männern gehen rund 3 % der alkoholbedingten Krebsfälle auf den Konsum von weniger als 24 g Alkohol pro Tag zurück und über 18 % gehen einher mit dem Konsum von mehr als 24 g Alkohol pro Tag. Für Frauen, die weniger oder mehr als 12 g Alkohol am Tag trinken, betragen die entsprechenden Zahlen für alkoholbedingte Krebsleiden 1 % bzw. 4 % (siehe Abbildung 10).[189]

Beispiele, wie die Daten zu den dem Alkohol zugeschriebenen Anteilen in Tabelle 4 zu interpretieren sind

Der dem Alkohol zugeschriebene Anteil bei Brustkrebs beträgt 5 %. Dies bedeutet, dass von allen Brustkrebsfällen in Europa 5 % mit

Abbildung 10. Alkoholbedingte Krebsfälle in acht europäischen Ländern im Jahre 2008[189]

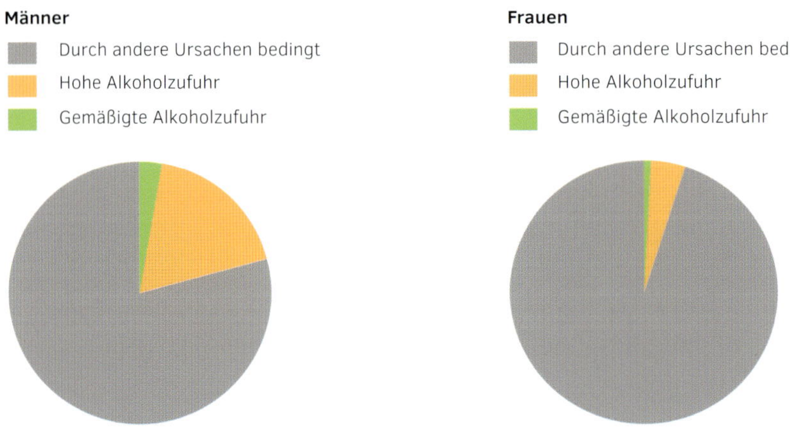

dem Alkoholkonsum in Verbindung gebracht werden. Die Häufigkeit von Brustkrebs im Jahre 2012 lag bei 458.337 Fällen, und rund 23.000 von ihnen gehen auf Alkoholkonsum zurück. In anderen Worten, wenn alle Frauen in Europa in ihrem ganzen Leben keinen Alkohol getrunken hätten, so hätten 23.000 Brustkrebsfälle im Jahre 2012 vermieden werden können. Andere Beispiele: Wenn alle Männer in Europa in ihrem ganzen Leben keinen Alkohol getrunken hätten, so hätten rund 41.000 Fälle von Dickdarm- und 14.000 Fälle von Leberkrebs im Jahre 2012 vermieden werden können. Zu beachten ist, dass die meisten alkoholbedingten Krebsfälle mit hohem Alkoholkonsum im Zusammenhang stehen.

Brustkrebs

Brustkrebs bei Frauen ist der am weitesten verbreitete Krebs in Europa. Alkoholkonsum ist einer der Faktoren, die das Brustkrebsrisiko erhöhen, genau wie Übergewicht, mangelnde sportliche Betätigung und die Einnahme der Antibabypille. Das relative Brustkrebsrisiko nimmt pro 10 g Alkohol, der täglich konsumiert wird, um 3–9 % (im Vergleich zum vorhandenen Risiko) zu.[191-196]

Die Widersprüchlichkeit der relativen Risiken in den verschiedenen Studien könnte zum Teil auf die Unterschiede in der Anzahl der Probandinnen mit hormonrezeptornegativen und hormonrezeptorpositiven Tumoren zurückgehen. Nicht hormonelle Stoffwechselwege wie DNA-Schäden rufen wahrscheinlich rezeptornegative Tumore hervor. Hormonrezeptorpositive Tumore enthalten Rezeptoren für die Hormone Östrogen und/oder Progesteron. Bei Alkoholkonsum wurde ein höheres Risiko für hormonrezeptorpositive Tumore berichtet.[197-200] Die Risikowirkung von Alkohol auf Brustkrebs spielt eine besonders große Rolle bei Frauen mit einer familiären Vorgeschichte gutartiger Mastopathie (Veränderungen des Drüsengewebes) oder anderer Leiden, die mit einem erhöhten Brustkrebsrisiko in Verbindung gebracht werden.[194] Auch wenn es Anzeichen dafür gibt, dass kein Zusammenhang mit dem Body Mass Index (BMI) oder der Einnahme von Hormonen besteht,[196] gibt es noch immer viele andere Aspekte, die geklärt werden müssten, wie z.B. die Wirkung des Alters, in dem mit dem Alkoholkonsum begonnen wurde, Trinkgewohnheiten, Menopausenstatus und genetische Polymorphismen.[201]

Dickdarmkrebs

Dickdarmkrebs ist der zweithäufigste Krebs in Europa. Der Verzehr von rotem Fleisch, mangelnde körperliche Betätigung und Adipositas sind die Risikofaktoren für Dickdarmkrebs, genau wie ein hoher Alkoholkonsum. Das relative Risiko für Dickdarm- und Enddarmkrebs scheint beim Konsum von bis zu 10 g Alkohol pro Tag nicht zu steigen.[202-204] Im Vergleich zu Nichttrinkern/Gelegenheitstrinkern steigt beim Konsum von 25, 50 und 100 g Alkohol pro Tag das relative Risiko (im Vergleich zum bestehenden Risiko) um 8 %, 14 % bzw. 43 %.[204]

Es wird angenommen, dass die schädliche Wirkung des Alkohols auf Dickdarmkrebs bei Männern größer ist als bei Frauen.[202] Das relative Risiko für das Dickdarmadenom, eine erwiesene präkanzerogene Veränderung bei Dickdarmkrebs, erhöht sich pro Zuwachs um 25 g Alkohol täglich um 27 % (im Vergleich zum bestehenden Risiko).[205] ▶

Krebs an Kopf und Hals

Für Krebs an Kopf und Hals ist Alkohol ein Risikofaktor, besonders in Kombination mit Rauchen. In Europa betrifft die höchste absolute Anzahl an alkoholbedingten Krebsfällen bei Männern die oberen Luft- und Speiseröhren (siehe Tabelle 4), wobei ein wesentlicher Teil mit dem Konsum von mehr als 24 g Alkohol am Tag in Verbindung gebracht wird.[189] Bei einem täglichen Konsum von 12–24 g Alkohol wurde kein erhöhtes relatives Risiko für Krebs an Kopf und Hals festgestellt, aber mehr als 36 g Alkohol pro Tag verdoppeln das relative Risiko (im Vergleich zum bestehenden Risiko) gegenüber Nichttrinkern.[206] Das Rauchen ist ebenfalls ein Risikofaktor für Krebs an Kopf und Hals und verdoppelt das relative Risiko mit 1–20 Zigaretten am Tag im Vergleich zu Nichtrauchern. Zusammengenommen haben Rauchen (1–20 Zigaretten am Tag) und hoher Alkoholkonsum (mehr als 36 g am Tag) eine mehr als multiplikative Wirkung auf das Risiko für Krebs an Kopf und Hals, was zu einer Verzehnfachung des relativen Risikos im Vergleich zu Nichttrinkern führt.[206]

Leberkrebs

Häufigkeit und kumulatives Risiko von Leberkrebs in Europa sind gering (siehe Tabelle 4). Alkoholkonsum ist ein Risikofaktor für Leberkrebs und Alkoholmissbrauch wird mit einem erhöhten Risiko in Verbindung gebracht. Der Konsum von 12 g Alkohol pro Tag geht einher mit einem um 8 % (im Vergleich zum bestehenden Risiko) erhöhten Risiko für Leberkrebs, und das relative Risiko ist 54 % höher bei einem Konsum von 50 g Alkohol am Tag. Eine separate Analyse an Menschen ohne Hepatitisinfektion ergab, dass ihr Risiko für Leberkrebs zunimmt, wenn sie mehr als 40 g Alkohol am Tag konsumieren.[207]

Speiseröhrenkrebs

Die Häufigkeit und damit das kumulative Risiko von Speiseröhrenkrebs in Europa ist ebenfalls gering (siehe Tabelle 4). Der Alkoholkonsum ist ein Risikofaktor für diesen Typ Krebs, aber das Risiko erhöht sich vor allem bei einer hohen Dosis. Der Alkoholkonsum ist vor allem ein Risikofaktor für einen besonderen Speiseröhrenkrebs, den sogenannten Stachelzellkrebs. Der Konsum von weniger als 12,5 g Alkohol am Tag erhöht das relative Risiko um 26 % (im Vergleich zum bestehenden Risiko)[202], wobei sich das relative Risiko bei einem Alkoholkonsum von bis zu 50 g am Tag verdoppelt, und bei mehr als 50 g pro Tag verfünffacht, jeweils im Vergleich zu Nichttrinkern.

7.4 Karzinogene Wirkungen von Alkohol

Die möglichen Mechanismen, durch die der Alkoholkonsum das Risiko für bestimmte Krebsarten erhöht, sind komplex und noch nicht zur Gänze erforscht.

Acetaldehyd und karzinogene reaktive Sauerstoffspezies

Acetaldehyd, ein giftiges Stoffwechselprodukt von Alkohol, spielt eine wesentliche Rolle beim Krebsrisiko.[208] Bei höheren Konsummengen von mehr als 40 g Alkohol pro Tag über einen Zeitraum von mindestens einer Woche wird das Mikrosomale Ethanoloxidierende System (MEOS) aktiviert. Dieser Alkoholabbauweg produziert krebserregende reaktive Sauerstoffspezies (Details zum Alkoholstoffwechsel siehe Kapitel 3). Auch bakterielle Mikroorganismen können Alkohol in Acetaldehyd umwandeln. Dies ist vor allem der Fall bei hohen Mengen Alkohol in der Mundhöhle und im Bereich des Dickdarms.[209-211]

Andere mögliche Mechanismen

- Der Alkoholkonsum kann auch die Krebsbildung stimulieren, indem die DNA-Methylierung gehemmt wird und eine Wechselwirkung mit dem Retinoid-Metabolismus ausgelöst wird.[208]
- Alkohol kann den Hormonstoffwechsel verändern, z.B. die Geschlechtshormone im Blut erhöhen (z.B. Östrogen),[212,213] die die Entwicklung von Brustkrebs begünstigen können.
- Alkohol wirkt als Lösungsmittel und macht es für karzinogene Bestandteile, wie sie in Zigaretten gefunden werden, einfacher, ins Gewebe einzudringen.[206]
- Die alkoholbedingte Resorptionsstörung und der Mangel an Nährstoffen wie Folsäu-

re werden mit verschiedenen Krebsarten in Verbindung gebracht, die bei hohem Alkoholkonsum auftreten können.[214]

Andere karzinogene Komponenten als Alkohol
Auch wenn Alkohol als eines der wichtigsten Karzinogene in alkoholhaltigen Getränken erkannt wurde, können andere Bestandteile wie Ethylcarbamat und Acetaldehyd ebenfalls Risiken darstellen.[215] In den 1980-er Jahren lag die Aufmerksamkeit sehr auf dem Bier, da darin hohe Mengen an Nitrosaminen entdeckt wurden,[216] die als potenziell krebserregende Bestandteile ausgemacht wurden.[217] Die Brauprozesse wurden seitdem optimiert und heute finden sich nur noch zu vernachlässigende Mengen an Nitrosaminen im Bier.[218]

7.5 Alkoholkonsum und reduziertes Risiko, an bestimmten Krebsarten zu Erkranken

Bei bestimmten Krebsarten wird eine Senkung des Risikos mit Alkoholkonsum in Verbindung gebracht. Jedoch ist weitere Forschung notwendig, um die Ergebnisse dieser Populationsstudien zu bestätigen und die physiologischen Mechanismen zu finden, die diese Wirkungen erklären.[202] Diese Krebsarten sind nicht die häufigsten Krebsarten. Tabelle 5 bietet einen Überblick zu Häufigkeit und Sterblichkeit bei diesen speziellen Krebsarten sowie zum kumulativ Risiko, an einer dieser Krebsart bis zu einem Alter von 75 Jahren zu erkranken. Dabei sind in jedem europäischen Land aufgrund der Unterschiede in Kultur, Lebensstil und anderer Faktoren leichte Abweichungen auszumachen, woraus sich die dargestellte kumulative Risikobandbreite ergibt. Kennt man dieses Risiko, so ist es möglich, die relativen Risiken in die richtige Perspektive zu rücken (siehe Kasten am Anfang dieses Kapitels). Ist das kumulative Risiko sehr gering, muss auch ein starker Rückgang des relativen Risikos aufgrund von Alkoholkonsum keinen großen absoluten Unterschied ausmachen. Bei einem kumulativen Risiko, das bereits recht hoch ist, können geringere Rückgänge des relativen Risikos große Auswirkungen haben. ▸

Tabelle 5. Häufigkeit, Sterblichkeit und kumulatives Risiko der Krebsarten, die durch Alkoholkonsum reduziert werden können, in Europa (2012)

Krebsart	**Häufigkeit[186]**		**Sterblichkeit[186]**		**Bandbreite des kumulativen Risikos****	
	Männer	**Frauen**	**Männer**	**Frauen**	**Männer**	**Frauen**
Nieren einschließlich Nierenkelch, Becken und Harnleiter	71.739	43.435	31.313	17.678	0,44–2,91	0,22–1,22
Non-Hodgkin-Lymphom	49.533	43.900	20.347	17.553	0,10–1,47	0,09–1,05
Schilddrüse	12.283	40.654	2.066	4.270	0,02–0,67	0,22–2,02
Hodgkin-Lymphom	9.284	8.300	2.621	2.001	0,04–0,26	0,05–0,23

* Niedrigstes und höchstes Risiko (unterschiedlich je nach Ländern in Europa), bis zum Alter von 75 Jahren an einem speziellen Krebs zu erkranken. Daten aus globocan.iarc.fr.

Nierenkrebs

Das relative Risiko für Nierenkrebs nimmt (im Vergleich zum bestehenden Risiko) um bis zu 29 % ab beim Konsum von bis zu 50 g Alkohol pro Tag im Vergleich zu Nichttrinkern.[202,219,220]

Non-Hodgkin-Lymphom

Im Vergleich zu Nichttrinkern weisen diejenigen, die Alkohol konsumieren, ein um 15 % geringeres relatives Risiko (im Vergleich zum bestehenden Risiko) für ein Non-Hodgkin-Lymphom auf. Die Dosis-Wirkungs-Beziehung zeigt, dass das relative Risiko bei Alkoholkonsum von bis zu 75 g pro Tag signifikant um 20 % gesenkt wird.[223]

Schilddrüsenkrebs

Eine signifikante umgekehrte Beziehung wird zwischen dem Alkoholkonsum und dem Risiko für Schilddrüsenkrebs beobachtet. Der Konsum von 14–108 g Alkohol pro Woche senkt das relative Risiko für Schilddrüsenkrebs um 17 % (im Vergleich zum bestehenden Risiko) und der Konsum von mehr als 108 g Alkohol pro Woche senkt das relative Risiko um 28 % gegenüber Nichttrinkern.[221] Ähnliche Ergebnisse erhielt man in einer Verlaufsstudie, in der der Konsum von 15 g Alkohol pro Tag oder mehr mit einem um 23 % niedrigeren relativen Risiko für Schilddrüsenkrebs im Vergleich zu denjenigen, die 0,1–4,9 g Alkohol am Tag konsumierten, in Verbindung gebracht wurde.[222]

Hodgkin-Lymphom

Das Hodgkin-Lymphom ist ein seltener Krebs in Europa, wie auch aus den niedrigen kumulativen Risiken hervorgeht. Im Vergleich zu Nichttrinkern haben diejenigen, die Alkohol konsumieren, ein um 30 % niedrigeres relatives Risiko (im Vergleich zum bestehenden Risiko), an einem Hodgkin-Lymphom zu erkranken. Eine umgekehrte Dosis-Wirkungs-Beziehung wurde auch aufgezeigt, diese war aber nicht signifikant, so dass bei der Interpretation der Befunde Vorsicht geboten ist.[224]

7.6 Krebsrisiko nach Einstellung des Alkoholkonsums

Es ist schwer einzuschätzen, wie lange es dauert, bis solche erhöhten Risiken sinken oder verschwinden, nachdem jemand aufgehört hat, alkoholische Getränke zu konsumieren. Die diesbezügliche Forschung ist dürftig und nicht eindeutig. Bei Mund- und Rachenkrebs kann es über 35 Jahre dauern, bis das Risiko verschwindet[225], und bei Speiseröhren- und Leberkrebs sind es 16,5 bzw. 23 Jahre.[226,227]

7.7 Alkoholkonsum vor und nach einer Brustkrebsdiagnose

Der Alkoholkonsum vor und nach einer Brustkrebsbehandlung scheint nur begrenzte Auswirkungen auf die Überlebensrate zu haben.

Vor der Diagnose und Überlebensrate

Basierend auf einer großangelegten Populationsstudie an Frauen mit Brustkrebs gibt es einige Hinweise darauf, dass der Konsum von 42–84 g Alkohol pro Woche die Überlebensrate um 15 % (relatives Risiko) im Vergleich zu Nichttrinkerinnen und Frauen, die mehr Alkohol tranken, verbesserte.[228]

Nach der Diagnose und Überlebensrate

Der Konsum von mehr als 140 g Alkohol pro Woche nach der Brustkrebsdiagnose geht einher mit einem niedrigeren relativen Risiko, an Herz-Kreislauf-Erkrankungen (HKE) zu erkranken (53 %), sowie mit einem niedrigeren relativen Gesamtsterblichkeitsrisiko von 36 %.[228] HKE ist eine häufige Todesursache bei Frauen, die Brustkrebs überleben, wahrscheinlich aufgrund der für das Herz toxischen und metabolischen Wirkung einiger Brustkrebsbehandlungen.[229]

WISSENSWERT

Jedes Glas eines alkoholischen Getränks erhöht das Brustkrebsrisiko

Es gibt zahlreiche Risikofaktoren für Brustkrebs, und Alkoholkonsum ist einer davon. Das höchste Lebenszeitrisiko, in Europa bis zum Alter von 75 Jahren an Brustkrebs zu erkranken (siehe Tabelle 4), beträgt 11,6 % und wird aus Belgien berichtet. Jedes Glas eines alkoholischen Getränks pro Tag (10 g Alkohol) erhöht das Risiko um 3–9 %[191], das heißt, das absolute Risiko steigt von 11,6 % auf 12,0–12,6 % (eine Zunahme um 0,4–1,0 Prozentpunkte). Dies entspricht einer Zunahme von 116 auf 120–126 Frauen von 1.000, die an Brustkrebs erkranken. Um dies in die richtige Perspektive zu rücken: Ein weiterer Risikofaktor für Brustkrebs ist die Antibabypille. Die Einnahme dieser Pille erhöht das Risiko um 24 %[231] und das absolute Risiko von 11,6 % auf 14,4 % (eine Zunahme von 116 auf 144 Frauen von 1.000, die an Brustkrebs erkranken).

Jedoch ist zu beachten, dass dies nur Beispiele sind, die die Wirkungen des Alkoholkonsums und der Antibabypille auf das absolute Lebenszeitrisiko, bis zu einem Alter von 75 Jahren an Brustkrebs zu erkranken, zeigen. Das individuelle absolute Lebenszeitrisiko kann über oder unter diesen Zahlen liegen, je nach den besonderen Risikofaktoren wie Alter und Lebensstil. Diese Angaben sollen nicht dazu dienen, von der Antibabypille abzuraten, sondern die Auswirkungen des Alkoholkonsums in die richtige Perspektive zu rücken.

KREBS

Krebs ist eine multifaktorielle Krankheit. Alkohol ist nur einer der vermeidbaren Risikofaktoren. Von über hundert Krebsarten werden sechs mit starkem Alkoholkonsum in Verbindung gebracht.

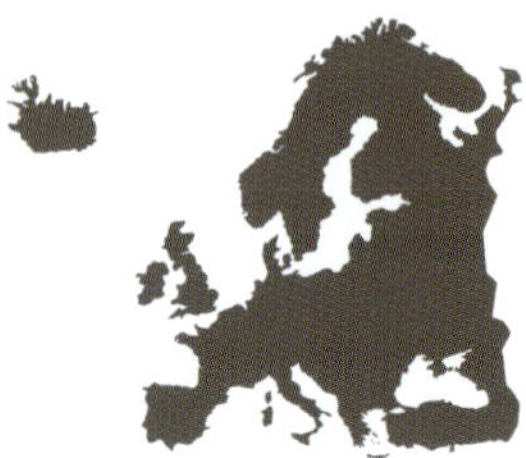

> 3 Millionen neue Krebsfälle pro Jahr in Europa.

Forscher schätzen, dass **25 %** aller Krebsfälle durch biologische (nicht änderbare) Faktoren verursacht werden: Alter, Geschlecht, ethnische Herkunft und andere genetische Gründe.

Über 50 % aller Krebserkrankungen können durch präventive Maßnahmen vermieden werden. Dazu zählen vor allem:

RAUCHEN

ÜBERGEWICHT

INFEKTIONEN

UV-Strahlen-belastung

Strahlung

Hormon-therapie

Umwelt-schadstoffe

Alkohol

ungesunde Diäten

körperliche Inaktivität

berufs-bedingte Gründe

Krebsrisikofaktoren können nebeneinander existieren, aber auch miteinander interagieren. Ein gesunder Lebensstil kann das Risiko, an Krebs zu erkranken, reduzieren, bietet aber keine Gewähr, nicht an Krebs zu erkranken.

Mögliche unerwünschte Nebenwirkungen gehen vor allem auf schweren Alkoholkonsum zurück. Ein maßvoller Bierkonsum wird in dieser Infografik wie folgt definiert: Nicht mehr als zwei 25 cl-Gläser an 5 %igem Bier (oder zwei 33cl-Getränke an 3,8 %igem Bier oder zwei 10 cl-Getränke an 13 %igem Wein) täglich für Männer bzw. jeweils nicht mehr als ein Glas für Frauen. Dies kann je nach individuellem ▶

Die vier größten Lebensstilfaktoren für Krebs im Allgemeinen:

Sonstige Lebensstilfaktoren für die sechs alkoholbedingten Krebsarten:

	Rauchen	Übergewicht	Ungesunde Ernährung	Mangelnde sportliche Betätigung	Antibabypille
Tumore am Kopf	●				
Tumore am Hals	●				
Speiseröhrenkrebs	●	●			
Brustkrebs		●		●	●
Leberkrebs	●	●			
Dickdarmkrebs	●	●	●	●	

Von diesen sechs alkoholbedingten Krebsarten werden die meisten Fälle mit einem starken Alkoholkonsum in Verbindung gebracht.

Maßvoller Alkoholkonsum:

1 % ♀ 3 % ♂

Starker Alkoholkonsum:

4 % ♀ 18 % ♂

Zur Krebsvorbeugung: Rauchen Sie nicht, betätigen Sie sich sportlich und essen und trinken Sie gesund und maßvoll.

Alter, Größe und Gesamtbefinden variieren. Ein auch sonst gesunder Lebensstil wird dringend angeraten. Für eine persönliche Beratung wenden Sie sich bitte an Ihren Hausarzt. Bitte beachten Sie, dass dies kein Leitfaden für Alkoholkonsum ist. Alle Aussagen aus dieser Infografik sind wissenschaftlich gestützt und können nachgelesen werden unter www.beerandhealth.eu

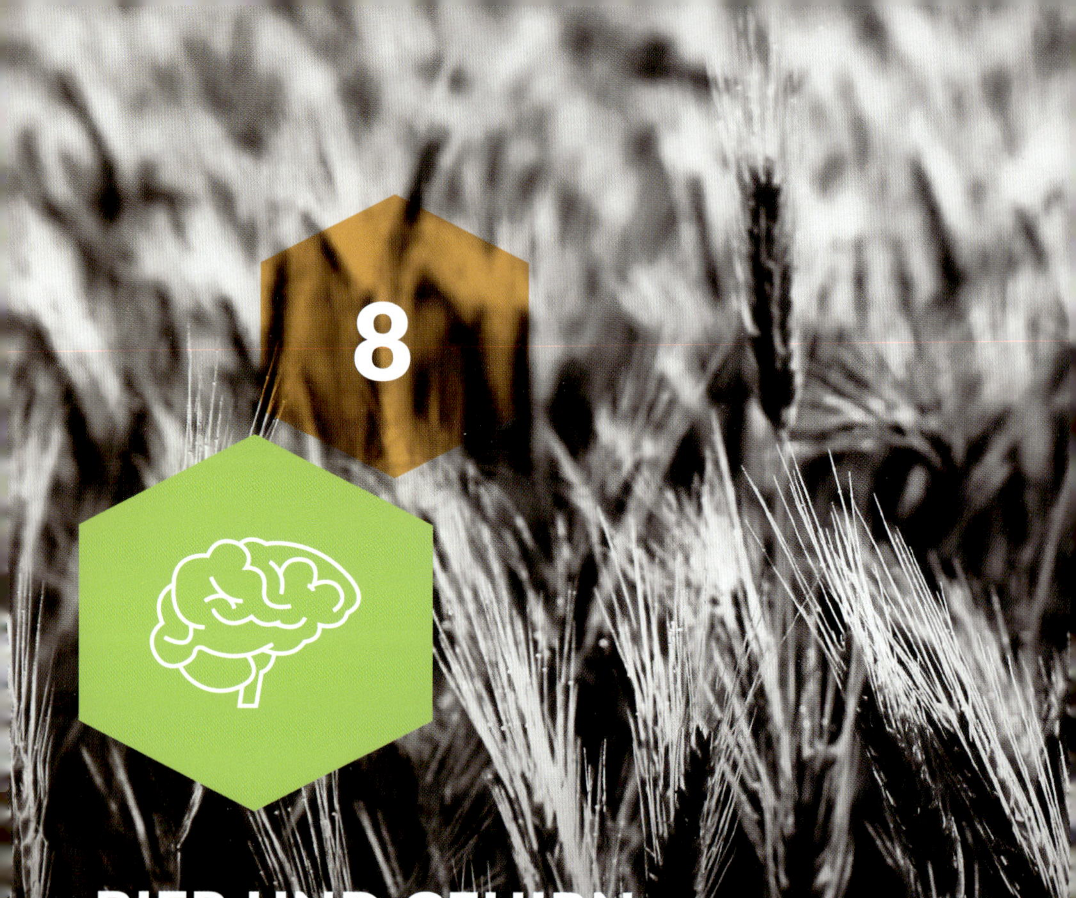

BIER UND GEHIRN

Die kurzzeitigen Wirkungen des maßvollen Alkoholkonsums auf das Gehirn sind relativ klar. Bezüglich der langfristigen Wirkungen jedoch unterscheidet sich die Fülle der Nachweise je nach Altersklasse. Unterhalb des gesetzlichen Alters für den Kauf von Alkohol und während der Schwangerschaft ist es nicht vernünftig, Alkohol zu trinken. Bei jungen Erwachsenen (18–25 Jahre) befindet sich das Gehirn noch in der Entwickung, allerdings ist bislang noch nicht geklärt, wie sich der maßvolle Alkoholkonsum in diesem Lebensabschnitt auf das Gehirn auswirkt. Das Risiko für leichte kognitive Beeinträchtigungen und für Demenz, die häufiger in fortgeschrittenem Alter auftritt, kann durch

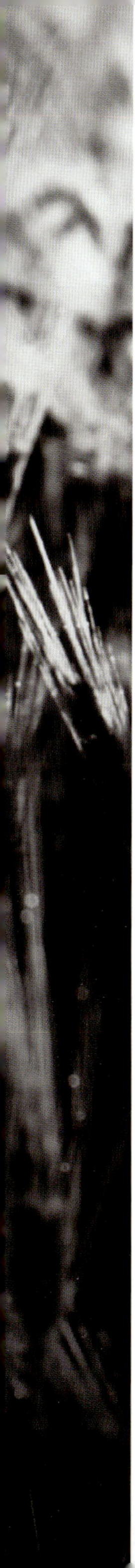

- Alle Wirkungen auf das Gehirn gehen auf den Alkohol im Bier zurück und gelten für alle alkoholischen Getränke.
- Bis zu einem Alter von 25 Jahren befindet sich das Gehirn in der Entwicklung und könnte gegenüber den Wirkungen von Alkohol empfindlich sein.
- Unterhalb des gesetzlich vorgegebenen Alters und während der Schwangerschaft ist es nicht vernünftig, Alkohol zu trinken.
- Weitere Forschungen sind notwendig, um die Wirkung von maßvollem Alkoholkonsum auf die Entwicklung des Gehirns nach Erreichen des gesetzlichen Alters für den Kauf (16–18 Jahre) zu verstehen.
- Der maßvolle Alkoholkonsum kann das Risiko für Demenz beim Konsum von bis zu 28 Getränken in der Woche um 26 % verringern.
- Die Forschung zu einer schützenden Wirkung des Alkoholkonsums gegen die Parkinsonsche Krankheit ist sehr gering.

8.1 Alkoholkonsum und Entwicklung des Gehirns

Von der Embryonalphase bis zum Alter von ca. 25 Jahren befindet sich das Gehirn in der Entwicklung. Die Gesamtgröße des Gehirns eines 6-Jährigen beträgt rund 90 % der Größe des Gehirns eines Erwachsenen, aber das Gehirn erfährt weiterhin dynamische, strukturelle Veränderungen in der Jugend und bis ins junge Erwachsenenalter hinein. Während dieses gesamten Zeitraums kann das Gehirn empfindlich sein für die Wirkungen von Alkohol.[232-234]

Fetales Stadium

Große Mengen Alkohol in der Schwangerschaft können zum fetalen Alkoholsyndrom (FAS) führen. Dies ist eine verheerende Entwicklungsstörung, die in strukturellen Fehlbildungen und Wachstumshemmungen des Embyos zum Ausdruck kommt. FAS ist mit einer breiten Palette an neurologischen Verhaltensstörungen verbunden.[235] Die Wirkungen niedrigerer Dosen Alkohol auf das Gehirn und andere Organe des Fetus sind nicht bekannt; ob es aber eine ungefährliche Dosis Alkohol während der Schwangerschaft gibt, ist nicht sicher und umstritten.[236]

Junge Erwachsene

Das Gehirn entwickelt sich bis zum Alter von 25 Jahren. Weitere Forschung ist vonnöten, um die Wirkung eines maßvollen Alkoholkonsums auf das sich entwickelnde Gehirn oberhalb des gesetzlichen Kaufalters* zu untersuchen und zu verstehen – und wie sich dies auf das tägliche Leben auswirken kann. Die bislang durchgeführten Studien haben sich meist auf Jugendliche mit Alkoholproblemen (alcohol use disorder (AUD), entweder Alkoholmissbrauch oder Alkoholabhängigkeit) konzentriert. Beeinträchtigungen hinsichtlich Sprache, Aufmerksamkeit, Lernverhalten und Gedächtnis wurden festgestellt.[237-239] Die Ergebnisse dieser Studien werden oft auf die Allgemeinheit übertragen, in der Annahme, dass sie auch auf schwere Trinker im Allgemeinen übertragen werden können. Jedoch haben jüngere Populationsstudien an schweren jugendlichen Trinkern (ohne AUD-Diagnose) nur geringe Differenzen in der neurokognitiven Funktionsweise im Vergleich zu Nichttrinkern ergeben.[240,241] Diese vorläufigen Ergebnisse müssen in größeren Prospektivstudien bestätigt werden. Ein maßvolles Trinken im Erwachsenenalter wurde mit einer verbesserten Lebensqualität in Verbindung gebracht (siehe Kapitel 9) und ähnliche günstige Wirkungen wurden auch bei Heranwachsenden gefunden. Die begrenzte Literatur legt nahe, dass ein maßvoller Alkoholkonsum mit einer Verringerung der Stressantwort, einer Stimmungsaufhellung, einer verbesserten kognitiven Leistung und geringeren klinischen Symptomen bei Depressionen und einer verbesserten physischen Fitness einhergeht.[242]

** Das gesetzliche Alter für den Kauf von Bier liegt zwischen 16 und 18 Jahren, unterschiedlich je nach europäischen Ländern.*

8.2 Alkoholkonsum und kognitive Beeinträchtigung

Später im Leben erfährt das Gehirn Veränderungen, die seine Funktionsweise beeinflussen. Der normale Alterungsprozess des Gehirns führt zu einem Rückgang der kognitiven Leistung. Eine leicht kognitive Beeinträchtigung (mild cognitive impairment, MCI) ist ►

Akute Wirkungen von Alkohol auf das Gehirn

Alkohol gelangt ca. 5–10 Minuten nach dem Konsum in das Gehirn.[259] Je nach Blutalkoholkonzentration (BAK) gibt es verschiedene Wirkungen auf das Gehirn (siehe Tabelle 6). Die BAK hängt von mehreren Faktoren ab, darunter die konsumierte Menge, Geschlecht und Körpergewicht. Der Konsum von 10 g Alkohol beispielsweise führt bei einem 80 kg schweren Mann zu einer Spitzen-BAK von 0,02 %, während 10 g Alkohol bei einer 65 kg schweren Frau zu einer Spitzen-BAK von 0,03 % führen (siehe Kapitel 10). Bei diesen BAK-Werten wird der Frontallappen im Gehirn sediert, was zu einer Entspannung, einer eingeschränkten Urteilskraft und einem schnelleren Herzschlag führt.

Bei ansteigenden BAK-Werten wird das Sprach- und Sehzentrum im Mittelhirn beeinträchtigt. Bei höheren Blutalkoholkonzentrationen werden die Zellen im Kleinhirn, das für die bewusste Koordination der Muskeln zuständig ist, beeinträchtigt, darunter die Zellen für die Sprache, die Augen-Hand-Koordination und die Bewegung der Gliedmaßen. Bei sehr hohen BAK-Werten wird das Bewusstsein komplett gedämpft und die betroffene Person wird ohnmächtig. Noch höhere Dosen Alkohol betäuben die tiefsten Gehirnzentren, die Atmung und Herzschlag kontrollieren, und führen zum Tod.[82] ■

Tabelle 6. Auswirkungen bei verschiedenen Blutalkoholkonzentrationen [82]

Blutalkoholkonzentration	Auswirkungen
0,1 %	Eingeschränkte Koordination, verzögerte Reaktionszeit, übertriebene Emotionen, beeinträchtigtes peripheres Sehen, eingeschränkte Fahrtüchtigkeit
0,15 %	Undeutliches Sprechen, verschwommene Sicht, schwankender Gang, stark beeinträchtigte Koordination und Urteilskraft
0,2 %	Doppelsehen, Gehuntüchtigkeit
0,3 %	Ungehemmtes Verhalten, Rausch, Verwirrung, Verständnisschwierigkeiten
0,4–0,6 %	Bewusstlosigkeit, Schock, Koma, Tod durch Herz- oder Atemstillstand

ein Alterungsprozess des Gehirns, der über die erwartungsgemäßen Werte je nach Alter und Bildungsstand hinausgeht. Menschen mit MCI können unter Umständen weiterhin selbständig leben, doch 10–15 % unter ihnen entwickeln aus bislang unbekannten Gründen eine Demenz. Demenz ist eine Gehirnerkrankung, die zu Schäden und zum Ausfall von Nervenzellen im Gehirn oder im Bindegewebe zwischen den Nerven führt. Dies führt zu kognitiven Defiziten, die eine Selbständigkeit beeinträchtigen. Es gibt keine Übereinstimmung bei der Häufigkeit des Auftretens von MCI in den verschiedenen europäischen Ländern. Anhand der wissenschaftlichen Literatur beträgt die Häufigkeit zwischen 3 % und 42 %, je nach Alter und zugrunde gelegter Definition der kognitiven Beeinträchtigung.[243] Im Jahre 2015 litten schätzungsweise 10,5 Millionen aller 177 Millionen Menschen über 60 Jahren in Europa an Demenz.[244] In verschiedenen Populationsstudien wurde die Verbindung zwischen Alkoholkonsum und dem Rückgang kognitiver Leistung, MCI und Demenz untersucht.

Alkoholkonsum und Rückgang kognitiver Leistungen

In systematischen Prüfungen und Metaanalysen wurde kein Zusammenhang zwischen maßvollem Alkoholkonsum und dem Rückgang kognitiver Leistungen festgestellt.[245-247] Ergebnisse aus einer neueren Kohortenstudie legen nahe, dass Männer, die in der Mitte ihres Lebens 36 g Alkohol täglich oder mehr zu sich nehmen, mit höherer Wahrscheinlichkeit innerhalb von zehn Jahren einen Rückgang der Leistungen in allen kognitiven Bereichen (globale kognitive Punktzahl, exekutives Funktionieren und Gedächtnis) erleiden, mit Auswirkungen in einer Größenordnung von 1,5 bis 5,7 zusätzlichen Jahren des kognitiven Verfalls. Bei Frauen waren die Hinweise auf diesen Effekt, der bei über 9 g Alkohol pro Tag auftrat, schwächer und gelten vor allem für exekutive Funktionen.[247]

Alkoholkonsum und leichte kognitive Beeinträchtigung

Eine Metaanalyse zeigte, dass ein maßvoller Alkoholkonsum (nicht spezifiziert in Gramm pro Tag) mit einem um 22 % niedrigeren MCI-Risiko[246] einhergeht. Ergebnisse aus einer jüngeren Kohortenstudie bestätigen diese Befunde. Im Vergleich zu Nichttrinkern geht der Konsum von 150–270 g Alkohol pro Woche nach 5,7 Jahren mit einer von 40 % geringeren Wahrscheinlichkeit einer kognitiven Beeinträchtigung einher. Auch wenn diese schützende Wirkung nach der Berücksichtigung potenzieller Störfaktoren nicht mehr signifikant war, lag die angepasste Wahrscheinlichkeit einer kognitiven Beeinträchtigung bei den regelmäßigen Trinkern als Gruppe unter der Wahrscheinlichkeit von Nichttrinkern oder unregelmäßigen Trinkern.[248] Patienten mit MCI, die 1,0–14,9 g Alkohol pro Tag zu sich nahmen, hatten eine um 85 % geringere Progressionsrate zur Demenz im Vergleich zu MCI-Patienten, die nie Alkohol tranken.[249] Ähnliche Ergebnisse wurden in einer weiteren Verlaufsstudie unter Probanden mit MCI beobachtet. Die Patienten, die mehr als 20 g Alkohol pro Tag konsumierten, hatten die höchste Progressionsrate von MCI zur Demenz; diejenigen, die weniger Alkohol pro Tag tranken, hatten die niedrigste, während Nichttrinker eine mittlere Progressionsrate aufwiesen.[250] Der Mechanismus, durch den Alkoholkonsum gegen die Progression von MCI zu Demenz schützt, ist unbekannt. Der Alkoholkonsum könnte jedoch eine Wirkung auf das Gefäßsystem des Gehirns haben oder mit günstigen sozialen Faktoren oder dem Lebensstil in Zusammenhang stehen (siehe Abschnitt 8.3).[249]

Alkoholkonsum und Demenz

Es gibt Hinweise auf einen Zusammenhang in Form einer J-Kurve zwischen Alkoholkonsum und Demenz, wobei geringe bis maßvolle Trinkmengen das Gesamtrisiko für Demenz verringern, starker Alkoholkonsum jedoch das Risiko erhöht.[236] Die Ergebnisse aus einer Metaanalyse zeigen, dass ein leichter bis maßvoller Alkoholkonsum (definiert als eine Spanne von 1–28 Gläsern pro Woche) im Vergleich zu Nichttrinkern mit einer Senkung des relativen Risikos für Alzheimer, vaskuläre Demenz und andere Demenzerkrankungen um 28 %, 25 % bzw. 26 % unter älteren Erwachsenen einhergeht.[245] Ähnliche Ergebnisse wurden in einer anderen systematischen Bewertung festgestellt.[246] Diese Senkungen des Risikos bei Alkoholkonsum sind vergleichbar mit denen, die z.B. bei Einhaltung einer mediterranen Ernährungsweise oder bei häufiger sportlicher Betätigung beobachtet wurden.[251] Auch wenn einige Studien nahelegen, dass Wein besser sei als andere alkoholische Getränke, so beruht dies auf einer relativ kleinen Anzahl an Untersuchungen. Zudem zeigten sich in den Studien, bei denen nach verschiedenen Arten von alkoholischen Getränken und Demenzerkrankungen unterschieden wurde, keine unterschiedlichen Wirkungen, so dass die Wirkungen von der Art des Getränks unabhängig zu sein scheint.[246] Unklar ist, ob der Zusammenhang zwischen Alkoholkonsum und Demenz auf die Wirkung des maßvollen Alkoholkonsums durch das Erwachsenenalter hindurch zurückgeht oder dies ein spezieller Nutzen des maßvollen Alkoholkonsums später im Leben ist.[245]

8.3 Wirkmechanismen des maßvollen Alkoholkonsums

Der Mechanismus, durch den maßvoller Alkoholkonsum gegen die Progression eines normal alternden Gehirns hin zu leichter kognitiver Beeinträchtigung und Demenz schützt, ist bislang unbekannt. Die Mechanismen, durch die der Alkoholkonsum das Risiko für Herz-Kreislauf-Erkrankungen beeinflusst, erhöhte HDL-Cholesterinwerte, eine verringerte Thrombozytenaggregation, eine erhöhte Glukosetoleranz und eine Senkung der Entzündungsmarker (siehe Kapitel 5) bewirkt, können auch Auswirkungen auf das Gefäßsystem des Gehirns haben. Dies stützt auch die Beobachtung, dass maßvoller Alkoholkonsum gegen ischämischen Schlaganfall schützen kann (siehe Kapitel 5). Es ist auch möglich, dass der maßvolle Alkoholkonsum ein Indikator für ein komplexes Zusammenspiel von günstigen sozialen Faktoren und Faktoren des Lebensstils ist, die gegen kognitive Beeinträchtigung schützen.[249,252] ▶

8.4 Alkohol und Parkinson-Krankheit

Bei der Parkinson-Krankheit sterben Nervenzellen vor allem in dem Teil des Gehirns ab, das als Substantia nigra bezeichnet wird, was zu einem dramatischen Rückgang des Hormons Dopamin führt. Betroffene verlieren immer mehr die Fähigkeit, ihre Körperbewegungen und andere Körperfunktionen sowie ihre Gefühle zu kontrollieren. In Europa leiden einer bis zwei von tausend Menschen unter der Parkinson-Krankheit.[253] Die genaue Ursache der Parkinson-Krankheit ist jedoch noch nicht geklärt.[254]

Bierkonsum und Parkinson-Krankheit

In einer Metaanalyse zeigte sich eine schützende Wirkung gegen die Parkinson-Krankheit bei Alkoholkonsum, besonders was Bier betrifft. Es besteht der Verdacht, dass 13 g Alkohol pro Tag einen Rückgang des Parkinson-Risikos um 5 % bewirken, doch sind weitere Forschungen vonnöten, um diesen Befund zu bestätigen.[255] Jedenfalls müssen die Mechanismen, durch die der Konsum von Alkohol oder insbesondere von Bier das Parkinson-Risiko senken können, noch erforscht werden. Der Alkoholkonsum kann das Parkinson-Risiko durch ein suchterzeugendes Verhalten direkt beeinflussen. Rauchen und Kaffeetrinken, beides weit verbreitet, wurden durchgehend mit einem niedrigeren Parkinson-Risiko in Verbindung gebracht.[254] Bier könnte einen zusätzlichen positiven Effekt haben, da es Purin enthält und daher den Serum-Harnsäure-Spiegel erhöht,[256] der sich umgekehrt zum Risiko verhält und das Fortschreiten der Parkinson-Krankheit hinauszögern kann.[257] ■

WISSENSWERT

Warum unterhalb des gesetzlichen Kaufalters auf den Konsum von Alkohol verzichtet werden sollte

In der Jugend erfährt das Gehirn zahlreiche Veränderungen. Die Vernetzungen im Gehirn, die für soziale und emotionale Stimuli und Belohnungen empfänglich sind, reifen schnell, während die kognitiven Kontrollfunktionen hinterherhinken. Zudem ist die Jugend eine Zeit, in der der Mensch aus Erfahrungen lernen muss. Diese beiden Veränderungen verleiten Jugendliche zu experimentellem Verhalten, auch beim Alkoholkonsum. Die Forschung zeigt, dass Jugendliche, wenn sie Alkohol trinken, dies meist maßvoll tun. Jedoch ist bei ihnen das Risiko gesundheitlicher Schäden im Falle eines Rauschtrinkens größer, was sich durch Ergebnisse aus Tierversuchen erklären lässt. Es scheint, dass das jugendliche Gehirn im Vergleich zum Erwachsenen weniger empfänglich ist für aversive, sedierende Effekte und eher empfänglich ist für die stimulierenden und belohnenden Effekte des Alkohols. Dies und die Belohnungseffekte des Alkohols können zu einem Kontrollverlust beim Trinken führen. Die negativen Folgen des Alkoholmissbrauchs werden ignoriert, was zum Rauschtrinken führt. Rauschtrinken kann das soziale Zusammenleben beeinträchtigen und die mentale und körperliche Gesundheit langfristig schädigen. Zudem erhöht sich so das Risiko einer Alkoholabhängigkeit im Erwachsenenalter.[242]

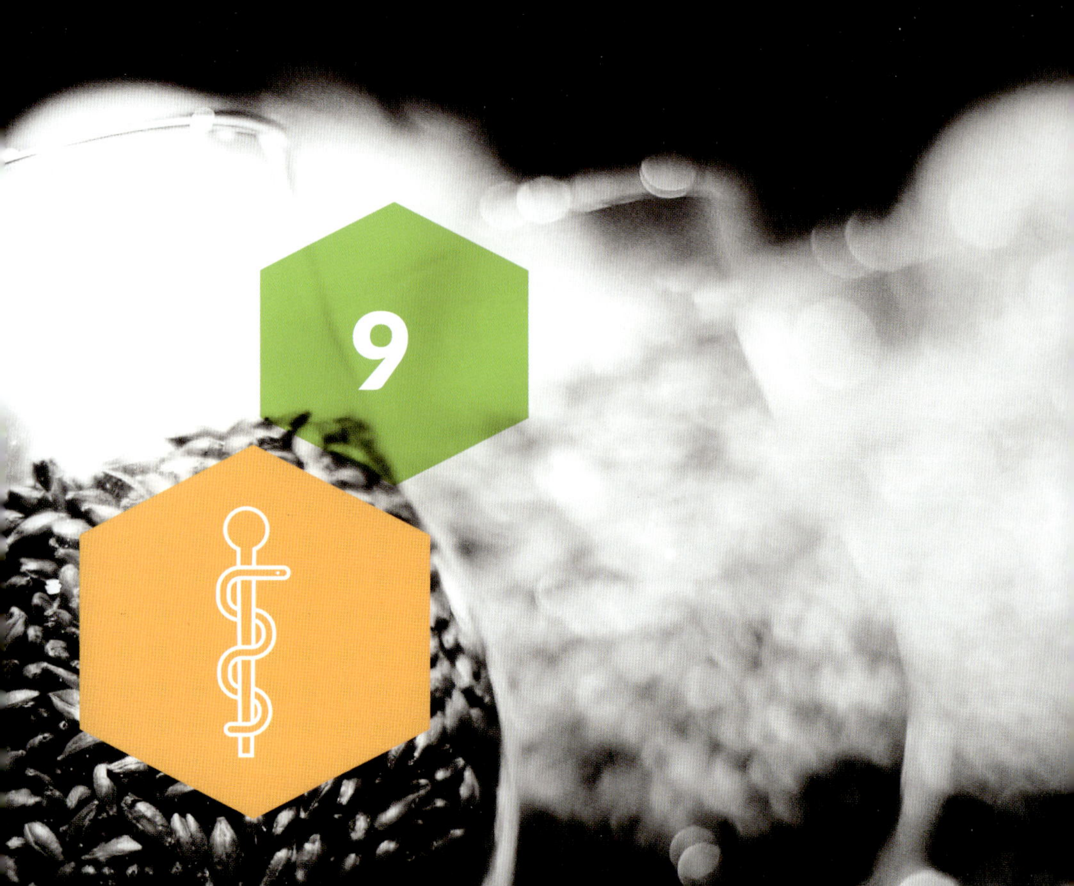

9

BIER UND ANDERE WIRKUNGEN AUF DIE GESUNDHEIT

Für manche Erkrankungen wie Krebs und Herz-Kreislauf-Erkrankungen ist der Zusammenhang mit dem Bierkonsum bereits ziemlich klar. Bier kann außerdem das Immunsystem, Knochen, Gelenke, Nieren und Gallensteine sowie das allgemeine Wohlbefinden und die Lebensqualität beeinflussen. Allerdings sind weitere Forschungen erforderlich, bevor eindeutige Schlussfolgerungen zu diesen Wirkungen gezogen werden können.

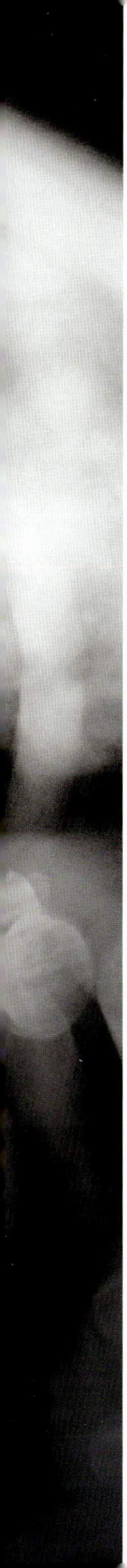

- Neben den positiven Wirkungen des maßvollen Bierkonsums auf Herz-Kreislauf-Erkrankungen, Typ-2-Diabetes und Demenz kann Bier auch andere gesundheitliche Wirkungen haben, doch der Forschungsstand hierzu ist begrenzt.

- Maßvoller Alkoholkonsum und Knochengesundheit scheinen in einem positiven Zusammenhang zu stehen, die möglichen positiven Wirkungen einzelner Bestandteile des Bieres (wie z.B. Silizium) müssen aber noch weiter erforscht werden.

- Einige Studien zeigen, dass ein maßvoller Alkoholkonsum vor rheumatoider Arthritis schützen kann, aber die Ergebnisse sind uneinheitlich und Mechanismen für diese schützende Wirkung konnten nicht bestimmt werden.

- Alkoholkonsum kann das Gichtrisiko erhöhen, aber der zugrunde liegende Mechanismus ist nicht klar, genauso wenig wie die Wirkung verschiedener alkoholischer Getränke.

- Maßvoller Alkoholkonsum beeinträchtigt nicht die Nierenfunktion.

- Bezüglich der schützenden Wirkung gegen Nieren- und Gallensteine und der günstigen Wirkungen auf das Immunsystem ist die Forschungslage sehr begrenzt und die günstige Trinkmenge für Bier wurde noch nicht bestimmt.

- Maßvoller Bierkonsum scheint das Wohlbefinden und die Lebensqualität zu erhöhen, was auf die Wirkung des Alkohols zurückgeführt wird, jedoch bedarf dieser Zusammenhang weiterer wissenschaftlicher Klärung.

9.1 Immunsystem

In geringen und maßvollen Mengen kann Alkohol eine günstige Wirkung auf das Immunsystem haben. Einige Studien berichten, dass der maßvolle Konsum von 10–40 g Alkohol pro Tag das Risiko für eine gewöhnliche Erkältung senken kann.[167] In anderen Studien wurden ein Rückgang der Entzündungen und eine bessere Impfreaktion gesehen.[258] Neben dem Alkohol können auch andere Bestandteile im Bier, wie z.B. Polyphenole, das Immunsystem beeinflussen.[23] Der Forschungsstand hierzu ist aber begrenzt und weitere Untersuchungen sind erforderlich, um zu bestimmen, welche Wirkungen auf den Alkohol und welche auf die nicht alkoholischen Bestandteile im Bier zurückgehen.

9.2 Knochengesundheit

Leichter bis maßvoller Alkoholkonsum (insbesondere von Bier) kann das Osteoporoserisiko durch die Erhöhung der mineralischen Knochendichte (bone mineral density/BMD) gesenkt werden.

Osteoporose

Osteoporose ist eine Erkrankung, die zu spröden Knochen führt, die anfällig für Brüche sind. Eine von drei europäischen Frauen über 50 Jahren und einer von fünf Männern im gleichen Alter leiden unter osteoporosebedingten Frakturen. Neben dem Geschlecht erhöhen ein geringer Body Mass Index (< 18,5 kg/m^2), ein fortgeschrittenes Alter, mangelnde körperliche Betätigung, frühere Knochenbrüche und Rauchen das Osteoporoserisiko.[259]

Alkohol und Knochen

Eine hohe mineralische Knochendichte (BMD) ist ein Hinweis auf starke, nicht brüchige Knochen. Experimentelle Studien zeigen, dass bei Männern mit einem Konsum von rund 10–30 g Alkohol pro Tag die BMD an den Hüften um 3,4–4,5 % steigt. Dieselbe Menge Alkohol erhöhte die BMD an Hüften und Wirbelsäule um 5,0–8,3 % bei Frauen nach der Menopause.[260] Aufgrund der unterschiedlichen Hormonzusammensetzung vor und nach der Menopause kann jedoch die BMD bei Frauen vor der Menopause und bei einem Alkoholkonsum von 5 g pro Tag abnehmen.[28,261] Zu der Wirkung des Alkoholkonsums bei Menschen, die bereits an Osteoporose leiden, sind bislang aber keine Forschungen verfügbar.[262]

Mechanismen

Für leichten bis maßvollen Alkoholkonsum gibt es nur begrenzte Forschung dazu, wie dieser die mineralische Knochendichte (BMD) beeinflusst. Aus einer Studie geht hervor, dass 1–30 g Alkohol pro Tag den Knochenumbau aufgrund eines niedrigeren Osteocalcinspiegels im Blut beeinflussen kann. Dies zeigt, dass Alkohol den Knochenumsatz verringern kann, was zu weniger Knochenverlust führt. Das Protein Osteocalcin unterstützt die Aktivität der Zellen, die den Knochen (Osteoblasten) aufbauen, doch die Größenordnung dieser Auswirkung auf die Mechanismen ist nach wie vor nicht bekannt.[261,262] Jedoch ist bei mehr als 30 g Alkohol pro Tag das Umgekehrte der Fall: Eine Erhöhung der knochenabbauenden Zellen (Osteoblasten) erhöht den oxidativen Stress und die Fettmengen in der Nähe des Knochenmarks; die Kalorienaufnahme sinkt, was zu einer anderen Körperzusammensetzung mit weniger Körperfett und Muskelmasse führt. Dies alles scheint mit einer niedrigen BMD im Zusammenhang zu stehen und das Osteoporoserisiko zu erhöhen.[261]

Bier und Knochen

Begrenzte Forschungen legen nahe, dass insbesondere Bierkonsum gut für die Knochengesundheit sein kann. Eine Populationsstudie zeigte eine Erhöhung der mineralischen Knochendichte (BMD) für Männer und postmenopausale Frauen bei einem Konsum von zwei Gläsern (rund 700 ml) Bier am Tag, was sowohl auf die Wirkung des Alkohols als auch auf das Silizium, einen anderen Bestandteil des Bieres, zurückgeführt wird.[260] Die Beteiligung von Silizium zeigte sich in einer weiteren Populationsstudie, in der die Wirkung des maßvollen Bierkonsums auf die BMD mit anderen alkoholischen Getränken verglichen wurde. Wenn die Ergebnisse um die Siliziumzufuhr aus der Nahrung bereinigt wurden, nahm das Ausmaß der Wirkung auf die BMD bei Bier ab, blieb aber gleich hoch bei anderen alkoholischen Getränken.[28] Informationen zu der Siliziummenge im Bier finden sich in Kapitel 2.

9.3 Gelenkgesundheit

Alkohol kann bei der Senkung des Risikos für rheumatoide Arthritis eine Rolle spielen, kann aber das Risiko für Gicht, eine andere Gelenkerkrankung, erhöhen.

Rheumatoide Arthritis

Rheumatoide Arthritis ist eine entzündliche Erkrankung der Gelenke. In Europa schwankt die Häufigkeit zwischen 0,3 % in Frankreich und 0,8 % in Großbritannien. Jedoch verfügen nur wenige Länder über Daten zur Häufigkeit von rheumatoider Arthritis und daher ist es unklar, wie viele Menschen in der EU unter dieser Erkrankung leiden.[263] Risikofaktoren für rheumatoide Arthritis sind Rauchen, Übergewicht und Adipositas, geringe körperliche Betätigung und eine genetische Veranlagung mit familiär gehäuftem Auftreten.

Alkohol und rheumatoide Arthritis

Eine Metaanalyse, in der die Ergebnisse mehrerer Fall-Kontroll-Studien (eine Art der Populationsstudie) betrachtet wurden, zeigte bei moderatem Alkoholkonsum eine Abnahme des relativen Risikos für rheumatoide Arthritis um 22 % sowohl bei Männern als auch bei Frauen.[264] In einer anderen Art der Populationsstudie (Kohorte)[264] zeigte sich keine Wirkung des Alkohols auf das Risiko für rheumatoide Arthritis, andere Forscher konnten diese jedoch belegen. Frauen, die zwei bis vier Glas Bier (350 ml pro Glas) pro Woche tranken, hatten im Vergleich zu Nichttrinkerinnen ein um 31 % niedrigeres relatives Risiko für rheumatoide Arthritis.[265] Mit Männern wurden bisher keine Studien durchgeführt. Ein Mechanismus für diese Wirkung wurde noch nicht beschrieben. Auch gibt es keine verfügbaren Daten zur Wirkung von Alkohol auf Probanden, bei denen bereits rheumatoide Arthritis diagnostiziert wurde.

Gicht

Gicht ist eine Form der entzündlichen Arthritis, hervorgerufen durch einen erhöhten Harnsäurespiegel im Blut. Bislang ist nicht klar, wie viele Menschen in Europa an Gicht leiden, aber eine neuere Studie aus Großbritannien und Deutschland zeigt eine stabile Häufigkeit von 1,4 % in beiden Ländern.[266]

Alkohol und Gicht

Der Konsum von Alkohol kann das Gichtrisiko erhöhen. Eine Metaanalyse zeigte eine Steigerung des relativen Risikos um 16 %, wenn nur ein alkoholisches Getränk (definiert als 12,5 g pro Tag) konsumiert wurde. Der Konsum von ein bis drei Getränken täglich (12,6–37,4 g) führte zu einer Zunahme auf 56 %.[267] In dieser Metaanalyse wurden keine spezifischen Getränke untersucht, da es nicht genug Studien gibt, die die einzelnen Getränkearten erfasst haben; auch der Mechanismus, auf dem der Zusammenhang zwischen Gicht und Alkohol basiert, ist bisher nicht klar.

9.4 Nierengesundheit

Ein maßvoller Alkoholkonsum kann helfen, vor Nierensteinen zu schützen, und beeinträchtigt vermutlich auch nicht die Nierenfunktion.

Nierensteine

Da Alkohol die Urinausscheidung erhöht, könnte er helfen, Nierensteinen vorzubeugen. Nierensteine sind harte kalziumhaltige Steine, die in den Nieren gebildet werden. Wie viele Menschen in Europa an Nierensteinen leiden, ist nicht bekannt, aber es handelt sich dabei um eine weit verbreitete Krankheit, deren Häufigkeit mit dem Übergewicht zunimmt. Eine ausreichende Flüssigkeitszufuhr ist wichtig bei der Vorbeugung.

Alkohol und Nierensteine

In einer Metaanalyse zu Flüssigkeiten und der Vorbeugung gegen Nierensteine wurde bei einer Alkoholzufuhr von 12 g täglich ein um 20 % geringeres relatives Risiko beschrieben, Nierensteine zu entwickeln. Für je 10 g Alkohol täglich zusätzlich verringerte sich das relative Gesamtrisiko um weitere 20 % (20 % + 20 % = 24 %). Dies ist die erste hierzu durchgeführte Metaanalyse, und weitere Forschungen sind notwendig, um diese Ergebnisse zu bestätigen.[268] ►

Chronische Nierenkrankheit

Nierensteine können das Risiko für eine chronische Nierenkrankheit (chronic kidney disease, CKD) erhöhen.[269] Diese ist gekennzeichnet durch eine langsamere Filtrationsrate in den geschädigten Nieren. Die Hauptfunktion der Nieren ist, Abfallprodukte aus dem Blut zu filtern und sie in Urin umzuwandeln. In der europäischen Bevölkerung befinden sich 5,1–7,0 % in einem Frühstadium und 4,5–5,3 % in einem fortgeschrittenen Stadium einer chronischen Nierenkrankheit.[270]

Alkohol und Nierenkrankheit

CKD erhöht das Risiko, eine Herzerkrankung zu entwickeln, und umgekehrt erhöht eine Herzerkrankung auch das CKD-Risiko. Es gibt starke wissenschaftliche Hinweise darauf, dass sich ein maßvoller Alkoholkonsum günstig auf das Risiko für Herzerkrankungen auswirkt (s. Kapitel 5), aber für CKD kann dies nicht geschlossen werden. Eine Metaanalyse zeigt, dass ein Alkoholkonsum von weniger als 30 g pro Tag bei Männern und weniger als 15 g pro Tag bei Frauen die Nierenfunktion nicht beeinträchtigt, allerdings konnten bislang keine günstigen Wirkungen nachgewiesen werden.[271]

9.5 Gallensteine

Gallensteine sind Gebilde aus harter Masse in der Gallenblase, die überwiegend aus Cholesterin bestehen. Sie sind mit einer Häufigkeit von 5,9 % in Italien bis 21,9 % in Norwegen in Europa weit verbreitet.[272]

Alkohol und Gallensteine

Das Gallensteinrisiko kann bei Alkoholkonsum abnehmen, doch sind die Nachweise noch nicht ausreichend. In einer Kohortenstudie sank das Gallensteinrisiko pro 7,9 g Alkohol am Tag bei Männern um 3 %, während bei Frauen keine schützende Wirkung gefunden wurde.[273] In einer weiteren Kohortenstudie profitierten die Frauen jedoch vom Alkoholkonsum mit einer Verringerung des relativen Risikos um 14 % bei einem Konsum von 5,0–14,9 g täglich.[274] Wie in Kapitel 5 erläutert, gibt es einen Zusammenhang zwischen HDL-Cholesterin und Alkohol. Bei maßvollem Alkoholkonsum können die HDL-Konzentrationen im Blut steigen, was wiederum die Bildung von Gallensäure erhöht, wodurch das Cholesterin löslich bleibt und die Bildung von Gallensteinen verhindert wird.[273] Allerdings sind weitere Forschungen vonnöten, um diesen Mechanismus und die Verbindung zwischen Alkohol und Gallensteinen nachzuweisen.

9.6 Wohlbefinden und Lebensqualität

Die Menschen genießen die entspannende Wirkung von Bier und anderen alkoholischen Getränken, jedoch gibt es nur wenig Forschung zu den Wirkungen des morderaten Alkoholkonsums auf das Wohlbefinden und die Lebensqualität.

Wohlbefinden

Eine systematische Bewertung kommt zu dem Schluss, dass der Konsum von weniger als 20 g Alkohol pro Tag Stress und Spannungen abbauen kann und Geselligkeit und Wohlbefinden steigert.[275] In einer experimentellen Studie zur sozialen Interaktion wurden die Menschen nach dem Konsum von ein bis zwei alkoholischen Getränken (keine Angaben in Gramm) während einer Unterhaltung gemäß den Angaben der Gesprächspartner geselliger, freundlicher und umgänglicher, jedoch wurde nicht klar, was diese positiven Änderungen an Stimmung und Wohlbefinden auslöste.[276]

Lebensqualität

Verschiedene Studien legen nahe, dass der Konsum von weniger als 30 g Alkohol pro Tag die gesundheitsbezogene Lebensqualität positiv beeinflusst. Andererseits zeigten Forschungen an Erwachsenen im Alter von über 50 Jahren, dass bei exzessivem Alkoholkonsum das Gegenteil der Fall ist.[277] In einer US-amerikanischen Populationsstudie wurden die Probanden zu ihrem Alkoholkonsum und Gesundheitszustand befragt. Maßvollere Trinker (definiert als Frauen, die 42–98 g, und Männer, die 42–196 g Alkohol pro Woche tranken) bewerteten ihre Gesundheit überdurchschnittlich gut im Vergleich zu Abstinenzlern und Probanden mit höherer Alkoholzufuhr.[278]

Schmerzmanagement

In einer systematischen Bewertung zeigt sich, dass der maßvolle Alkoholkonsum (angegeben als weniger als 7 Getränke pro Woche bei Frauen und weniger als 14 Getränke pro Woche bei Männern) auch das Schmerzmanagement unterstützen und damit die Lebensqualität verbessern kann. Patienten mit Fibromyalgie, rheumatoider Arthritis oder chronischen Rückenschmerzen, die maßvoll Alkohol tranken, hatten weniger Schmerzen im Vergleich zu Nichttrinkern. Bei Fibromyalgiepatienten wurden eine höhere Lebensqualität, bessere körperliche Funktionen und weniger Symptome der Krankheit gemessen. Exzessiver Alkoholkonsum verstärkt jedoch die Schmerzen. Da es nicht sicher ist, ob die gleichen Wirkungen auch bei anderen vergleichbaren Gesundheitsproblemen und Erkrankungen erzielt werden, sind hierzu weitere Untersuchungen erforderlich.[279]

Gesellschaftliches Leben älterer Menschen

Beim Älterwerden erfährt der Mensch viele körperliche, psychosoziale und soziale Veränderungen. Depressionen und Einsamkeit sind die größten Probleme unter älteren Menschen und die Forschung zeigt, dass Senioren gerne weiterhin an gesellschaftlichen Aktivitäten teilnehmen.[280] Mehrere Kohortenstudien mit Menschen über 50 Jahren zeigen eine Zunahme der Lebensqualität (ermittelt durch Fragebögen zu geistigen, körperlichen, psychischen und sozialen Funktionen) bei maßvollem Alkoholkonsum.[277,281,282] Eine Gruppe Frauen im Alter von 70–75 Jahren, die maßvoll Alkohol trank (definiert als 1–2 Drinks pro Tag, 3–6 Tage in der Woche), bewertete ihre allgemeine körperliche und geistige Gesundheit und ihr gesellschaftliches Leben höher als Nichttrinkerinnen und Frauen mit einem höheren Alkoholkonsum.[281] Andererseits nahm die Lebensqualität auch bei maßvollem Trinken mit zunehmendem Alter weiter ab, jedoch weniger stark als im Vergleich zu Nichttrinkerinnen oder Alkoholikerinnen.[281,282] ■

10

BIER UND GESUNDHEIT: EINE BILANZ

Bier wird aus natürlichen Zutaten hergestellt und hat einen relativ geringen (oder gar keinen) Alkoholgehalt im Vergleich zu den meisten anderen alkoholischen Getränken. Ein maßvoller Biergenuss kann sich aufgrund des im Bier enthaltenen Alkohols positiv auf die Lebenserwartung auswirken. Der Zusammenhang zwischen Alkoholkonsum und Gesamtsterblichkeit verläuft in Form einer J-Kurve, wobei das niedrigste relative Risiko (bei einer Abnahme um rund 10 %) mit dem Konsum von rund 20 g Alkohol täglich bei Männern und rund 10 g Alkohol täglich bei Frauen in Verbindung gebracht wird. Diese Wirkung ist die Summe der positiven Auswirkungen auf das Risiko für Herz-Kreislauf-Erkrankungen bei maßvollem Alkoholkonsum und der negativen Wirkungen auf bestimmte Krebsarten und Unfälle bei höherem Konsum. Sie ist unabhängig von der Art des alkoholischen Getränks.

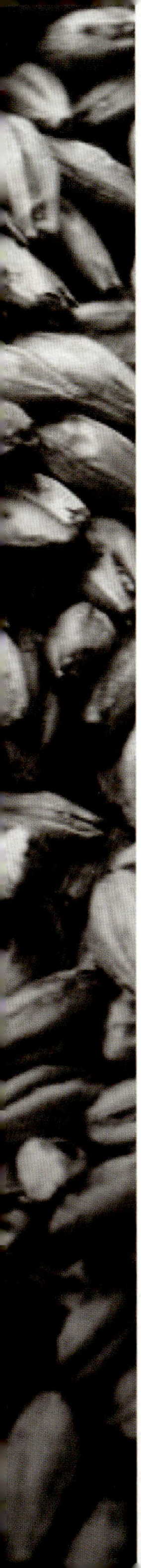

- Bier ist ein vielseitiges Getränk mit relativ geringem Alkoholgehalt, das, sofern es in Maßen genossen wird, bei Erwachsenen Teil eines gesunden Lebensstils sein kann.
- Ein maßvoller Bierkonsum kann positive Auswirkungen auf die Lebenserwartung haben, und zwar überwiegend aufgrund des Alkoholgehalts.
- Zusätzlich zu den Wirkungen, die dem Alkohol zugeschrieben werden, können auch andere Eigenschaften des Bieres aus den Rohstoffen und über den Brauprozess positive Wirkungen auf die Gesundheit haben.
- Jedoch sollte ein maßvoller Alkoholgenuss stets als Ergänzung und nicht als Alternative zu anderen Elementen eines gesunden Lebensstils gesehen werden, die das Risiko für die koronare Herzerkrankung, Typ-2-Diabetes und andere Erkrankungen senken.
- Menschen, die Bier und andere alkoholische Getränke zu sich nehmen, wird empfohlen, dies maßvoll und als Bestandteil einer gesunden Ernährungsweise zu tun. Für Menschen, die keinen Alkohol trinken möchten oder trinken dürfen, kann alkoholfreies Bier eine gute Alternative sein.

10.1 Alkoholkonsum und Lebenserwartung

In einer Populationsstudie aus dem Jahre 1926 wurde bereits gezeigt, dass maßvolle Trinker länger leben als Nichttrinker und Alkoholiker,[283] und ein Zusammenhang in Form einer J-Kurve zwischen Alkoholkonsum und Sterblichkeitsrisiko wurde auch in zahlreichen Studien nachgewiesen, die in jüngerer Zeit durchgeführt wurden (siehe Tabelle 7 und Abbildung 11). Insgesamt wurde das niedrigste Gesamtsterblichkeitsrisiko mit einer Abnahme um ca. 10 % beim Konsum von rund 20 g Alkohol pro Tag bei Männern und von rund 10 g Alkohol bei Frauen festgestellt. Das relative Risiko steigt erneut an bei einem Konsum von über 40 g Alkohol pro Tag bei Männern und von über 20 g Alkohol pro Tag bei Frauen. Der größte Nutzen für die Gesundheit aus einem maßvollen Alkoholkonsum entsteht vermutlich vor allem aufgrund der schützenden Wirkung auf das Herz (siehe Kapitel 5), obwohl ein erhöhter Alkoholkonsum mit einem erhöhten Risiko für bestimmte Krebsarten (siehe Kapitel 7) und Todesfälle aufgrund von Unfällen in Verbindung gebracht wird. Manche Wissenschaftler vermuten, dass es besser ist, den Alkoholkonsum über die gesamte Lebenszeit und nicht nur zu Beginn der Studie (Baseline) zu messen. Der Grund dafür ist, dass der Alkoholkonsum sich wahrscheinlich oftmals mit der Zeit ändert.[290] Daher könnte es sein, dass der Zusammenhang zwischen Alkohol und Sterblichkeit unter- oder überschätzt wird, wenn nur der Konsum zu Studienbeginn berücksichtigt wird. Dennoch zeigten Studien, die den lebenslangen Alkoholkonsum gemessen haben, auch gleichartige Zusammenhänge in Form einer J-Kurve mit dem Gesamtsterblichkeitsrisiko.[288,289]

Vorübergehende und reversible Wirkung

Die Wirkung von Alkohol auf das Sterblichkeitsrisiko kann basierend auf den Daten einer fünfjährigen Verlaufspopulationsstudie vorübergehend und reversibel sein. Probanden mit einem stabilen Muster des leichten bis maßvollen Alkoholkonsums (12–72 g Alkohol pro Woche) hatten das niedrigste Gesamtsterblichkeitsrisiko. Die Personen, die begannen, weniger oder mehr Alkohol zu trinken, hatten ein um 29 % bzw. um 32 % höheres relatives Risiko während der Verlaufsstudie.[291]

Tabelle 7. Überblick über die Studien, die sich auf den Zusammenhang zwischen Alkohoholkonsum und Sterblichkeitsrisiko konzentrieren

Ref Nr.	Studie	Anzahl der Probanden	Abnahme des Sterblichkeitsrisikos (Alkoholdosis)		Zunahme des Sterblichkeitsrisikos (Alkoholdosis)	
			Männer	Frauen	Männer	Frauen
285	Metaanalyse, 34 Studien	1.015.835	17 % (6 g Alkohol pro Tag)	18 % (5 g Alkohol pro Tag)	> 40 g Alkohol pro Tag	> 20 g Alkohol pro Tag
286	Metaanalyse, 24 Studien	2.424.964	8 % (25 g Alkohol pro Tag)	9 % (25 g Alkohol pro Tag)	> 75 g Alkohol pro Tag	> 50 g Alkohol pro Tag
287	Metaanalyse, 9 Studien	62.950	10 % (1–29 g Alkohol pro Tag)		> 40 g Alkohol pro Tag	
288	Populationsstudie (europäische prospektive Krebs- und Ernährungsforschung)	380.395	10 % (≤ 24 g Alkohol pro Tag)	7 % (≤ 12 g Alkohol pro Tag)	> 60 g Alkohol pro Tag	> 30 g Alkohol pro Tag
289	Populationsstudie (kollaborative Kohortenstudie aus Melbourne)	39.577	19 % (20–39 g Alkohol pro Tag)	15 % (0–9 g Alkohol pro Tag)	≥ 80 g Alkohol pro Tag	≥ 40 g Alkohol pro Tag

10.2 Kritische Bewertung der Alkoholforschung

Die J-förmige Beziehung zwischen Alkoholkonsum und Gesamtsterblichkeitsrate ist ein kombiniertes Ergebnis aus zahlreichen Studien. Die Schwierigkeiten dabei liegen darin, dass ungeklärte oder nicht gemessene Ergebnisse oder Störergebnisse nie ganz ausgeschlossen werden können. Einige epidemiologische Beobachtungen wurden jedoch so gründlich wie möglich eingehend auf Verzerrungen für die sichtbaren gesundheitsfördernden Auswirkungen des maßvollen Alkoholkonsums untersucht [292], aber ein Rest Unsicherheit bezüglich der kausalen Natur des J-förmigen Zusammenhangs, der in vielen Populationsstudien festgestellt wurde, bleibt. Verschiedene methodische Schwächen wurden in der Alkoholforschung aufgezeigt, die zu scheinbar günstigen Wirkungen des maßvollen Alkoholkonsums führen können. Sie werden hier nun erörtert.

Hypothese: „Der kranke Abstinenzler"

In manchen Studien wurde es versäumt, lebenslange Nichttrinker von ehemaligen Trinkern zu unterscheiden. Die Vergleichsgruppe der Nichttrinker kann daher Probanden umfassen, die aufgrund von gesundheitlichen Problemen mit dem Trinken aufgehört haben.[293] Dies könnte dazu führen, dass der Eindruck entsteht, maßvolles Trinken habe günstige Auswirkungen, jedoch haben Studien, in denen ehemalige Trinker von lebenslangen Nichttrinkern unterschieden wurden, diese Hypothese widerlegt.[103]

Hypothese: „Der gesunde Trinker"

Eine andere potenzielle Quelle für Störfaktoren ist der vermutlich gesündere Lebensstil der maßvollen Trinker, während Nichttrinker ein ungünstiges Risikoprofil aufweisen können.[294,295] Manche Studien legen nahe, dass die J-förmige Beziehung zwischen Alkoholkonsum, Herz-Kreislauf-Erkrankung (HKE) und Typ-2-Diabetes wahrscheinlich nicht mit einem gesunden Lebensstil erklärt werden kann. Jedoch ist selbst bei denjenigen, die einen gesunden Lebensstil pflegen, ein maßvoller Alkoholkonsum mit einem zusätzlich geringeren Risiko für HKE und Typ-2-Diabetes verbunden (siehe Kapitel 5 und 6). ▸

Abbildung 11. Zusammenhang zwischen Alkoholkonsum und Gesamtsterblichkeitsrisiko[285]

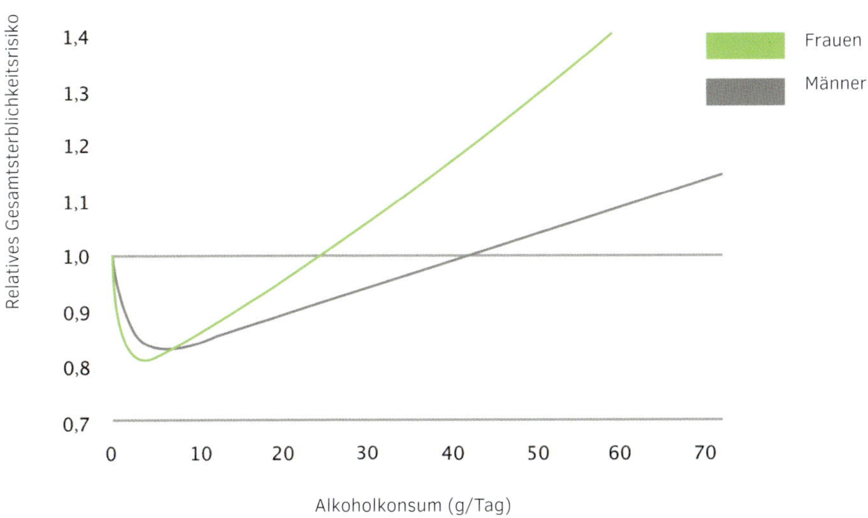

Einschätzung des tatsächlichen Alkoholkonsums

Ein anderes Problem ist die Genauigkeit der Einschätzung des Alkoholkonsums. Bis heute gibt es keinen breiten Konsens darüber, wie der Alkoholkonsum gemessen werden kann. Daten zum Alkoholkonsum beruhen oft auf Selbstaussagen, was zu einer möglichen Fehleinschätzung der tatsächlichen Alkoholaufnahme führen kann; vor allem die untertriebenen Angaben zum Alkoholkonsum sind eine Quelle für mögliche Verzerrungen.[296] Die Einbeziehung schwerer Trinker in Kategorien der geringeren Alkoholzufuhr senkt die Schwelle für sichtbare Schäden, wie z.B. in einer Studie, welche zeigt, dass die Häufigkeit von Bluthochdruck bei Probanden, die angaben, 1–2 alkoholische Getränke pro Tag zu konsumieren, im Wesentlichen auf diejenigen beschränkt war, die vermutlich zu niedrige Angaben machten.[297]

10.3 Schlussfolgerung: Bier und Gesundheit

Die Kapitel dieses Buches zeigen, dass Bier ein vielseitiges Getränk mit einem relativ niedrigen Alkoholgehalt ist, das, sofern in Maßen genossen, Teil eines gesunden Lebensstils für Erwachsene sein kann. Aufgrund seiner natürlichen Zutaten enthält es geringe Mengen an B-Vitaminen, Mineralien, Polyphenolen und Ballaststoffen. Und aufgrund des Alkohols kann Bier auch positive Auswirkungen auf die Lebenserwartung haben. Für Menschen, die keinen Alkohol konsumieren möchten, kann alkoholfreies Bier eine gute Alternative sein.

Maßvoller Alkoholkonsum

Es gibt viele ungünstige Wirkungen des schweren Alkoholkonsums. Maßvolles Trinken kann sich hingegen günstig auf die Gesundheit auswirken, auch wenn sich das relative Risiko für bestimmte Krebsarten erhöht. Vor allem scheint ein niedrigeres Risiko für Herz-Kreislauf-Erkrankungen, Typ-2-Diabetes und Demenz zu bestehen, was das (um rund 10 %) geringere relative Gesamtsterblichkeitsrisiko bei einem Konsum von 10 bis 20 g Alkohol pro Tag erklären könnte. Dies ist unabhängig von der Art des alkoholischen Getränks. Das günstigste Trinkmuster besteht darin, täglich oder fast täglich zu trinken und schädliches Rauschtrinken zu vermeiden.[298]

Auch wenn ungeklärte Störfaktoren nicht ausgeschlossen werden können, ist es unwahrscheinlich, dass sie die gezeigten Szenarien wesentlich verändern könnten.[285] Die Einheitlichkeit und die zeitliche Abfolge in den epidemiologischen Studien sowie die plausiblen biologischen Erklärungen in den experimentellen Studien sprechen alle für die Schlussfolgerung, dass sich ein maßvoller Alkoholkonsum günstig auf die Gesundheit auswirkt[299] und der Nutzen eines maßvollen Alkoholkonsums relevant ist für die Gesundheit der gesamten Bevölkerung[285]. Allerdings sollte ein maßvoller Alkoholkonsum stets als Ergänzung und nicht als Alternative zu anderen gesunden Lebensgewohnheiten gesehen werden, die ebenfalls das Risiko chronischer Erkrankungen wie koronare Herzkrankheit und Diabetes senken. ■

Tabelle 8. Beispiel der Blutalkoholkonzentration bei Männern und Frauen, nachdem sie dieselbe Menge Alkohol getrunken haben

	Männer	Frauen
Gewicht (kg)	80	65
Körperflüssigkeit (%)	65	55
Körperflüssigkeit (kg)	52	35
Alkohol aus einer Einheit (g)	10	10
Spitzenblutalkoholkonzentration (%)	0,02	0,03

WISSENSWERT

Ein gesunder Lebensstil ist möglich mit und ohne Bierkonsum

Auch wenn ein maßvoller Bierkonsum gesundheitsfördernd wirken kann, müssen Sie nicht Bier in Maßen trinken, um einen gesunden Lebensstil zu pflegen. Um einen gesunden Lebensstil sicherzustellen, empfiehlt die Weltgesundheitsorganisation (WHO), viel Obst und Gemüse zu essen, die Aufnahme von Fett, Zucker und Salz zu reduzieren und Sport zu treiben.[301] Wichtig ist, dass Sie, wenn Sie Bier trinken, dies verantwortungsbewusst und mit Maß tun.

Alkohol wirkt bei Frauen anders als bei Männern

Auch wenn ein maßvoller Bierkonsum gesundheitsfördernd wirken kann, Alkohol wirkt bei Frauen anders als bei Männern, hauptsächlich aufgrund ihrer unterschiedlichen Körperzusammensetzung und ihres geringeren Körpergewichts. Frauen haben einen höheren Fettgehalt in ihrem Körper und daher einen geringeren Prozentsatz an Körperflüssigkeit. Da Alkohol wasserlöslich ist, wird er nur in der Körperflüssigkeit verteilt. Frauen haben daher höhere Spitzenblutalkoholkonzentrationen als Männer, wenn sie dieselbe Menge Alkohol konsumieren (siehe Tabelle 8).[81] Zu den weiteren möglichen Mechanismen zur Erklärung von geschlechtsspezifischen Unterschieden in der Blutalkoholkonzentration zählen Unterschiede im relativen Alkoholstoffwechsel, der Interaktion von Alkohol-Dehydrogenase (ADH) mit weiblichen Geschlechtshormonen, geringere Pegel der ADH im Magen und ein schnellerer Stoffwechsel in der Leber bei Frauen.[300]
Der Unterschied in der Blutalkoholkonzentration zwischen Männern und Frauen kann erklären, weshalb der umgekehrte Zusammenhang mit der Lebenserwartung bei Frauen im Vergleich zu Männern bei geringerer Alkoholzufuhr verschwindet, möglicherweise wegen eines erhöhten relativen (Brust-)krebsrisikos.[284]

ABKÜRZUNGEN

ADH	Alkohol-Dehydrogenase
ALDH	Aldehyd-Dehydrogenase
AUD	Alkoholstörung
BAC	Blutalkoholkonzentration
BMD	mineralische Knochendichte
BMI	Body Mass Index
KHK	koronare Herzkrankheiten
CKD	chronische Nierenerkrankung
CRP	C-reaktives Protein
HKE	Herz-Kreislauf-Erkrankung
EFSA	Europäische Behörde für Lebensmit telsicherheit
FAS	Fetales Alkoholsyndrom
GABA	γ-Aminobuttersäure
GI	glykämischer Index
GL	glykämische Last
GR	glykämische Reaktion
HbA1c	Hämoglobin A_{1c}
HDL	Lipoprotein hoher Dichte
kcal	Kilokalorien
LDL	Lipoprotein niederer Dichte
MCI	leichte kognitive Beeinträchtigung
MEOS	mikrosomal ethanoloxidierendes System
MetS	Metabolisches Syndrom
WHO	Weltgesundheitsorganisation

ABBILDUNGSNACHWEIS

Die Fotos in diesem Buch stammen von Bart Maat (Frans Kok und Arne Astrup), Israel De Lago (Ascensión Marcos), Alejandro Caparrós (Ramon Estruch) sowie von The Dutch Beer Institute, Nederlandse Brouwers, The Brewers of Europe.

LITERATURVERZEICHNIS

1. Mäkelä P, Gmel G, Grittner U et al. (2006). Drinking patterns and their gender differences in Europe. Alcohol Alcohol Suppl, 41(1):i8–18.
2. Gordon R, Heim D, and MacAskill S (2012). Rethinking drinking cultures: A review of drinking cultures and a reconstructed dimensional approach. Public Health, 126(1):3–11.
3. Popova S, Rehm J, Patra J et al. (2007). Comparing alcohol consumption in central and eastern Europe to other European countries. Alcohol Alcohol,42(5):465–473.
4. Hughes K, Quigg Z, Bellis MA et al. (2011). Drinking behaviours and blood alcohol concentration in four European drinking environments: a cross-sectional study. BMC Public Health, 11:918.
5. Heath DB (1995). An anthropological view of alcohol and culture in international perspective. In International handbook on alcohol and culture. Greenwood Pub Group, pp328–347.
6. Roerecke M, and Rehm J (2014). Alcohol consumption, drinking patterns, and ischemic heart disease: a narrative review of meta-analyses and a systematic review and meta-analysis of the impact of heavy drinking occasions on risk for moderate drinkers. BMC Med, 12(1):182.
7. Jackson KM (2008). Heavy episodic drinking: determining the predictive utility of five or more drinks. Psychol Addict Behav, 22(1):68–77.
8. Mukamal KJ, Jensen MK, Grønbaek M et al. (2005). Drinking frequency, mediating biomarkers, and risk of myocardial infarction in women and men. Circulation, 112(10):1406–1413.
9. Mukamal KJ, Maclure M, Muller JE et al. (2005). Binge drinking and mortality after acute myocardial infarction. Circulation, 112(25):3839–3845.
10. Roerecke M, and Rehm J (2010). Irregular heavy drinking occasions and risk of ischemic heart disease: a systematic review and meta-analysis. Am J Epidemiol, 171(6):633–644.
11. Poli A, Marangoni F, Avogaro A et al. (2013). Moderate alcohol use and health: a consensus document. Nutr Met Cardiovasc Dis, 23(6):487–504.
12. Goñi I, Díaz-Rubio ME, and Saura-Calixto F (2009). Dietary fiber in beer: content, composition, colonic fermentability, and contribution to the diet. In Beer in Health and Disease prevention, pp299–307.
13. Jugdaohsingh R (2007). Silicon and bone health. J Nutr Health Aging, 11(2):99.
14. Dietary reference values and dietary guidelines [Internet]. Cited 26 Oct 2015. Retrieved from: http://www.efsa.europa.eu/en/topics/topic/drv
15. Nutrient requirements – British Nutrition Foundation [Internet]. Cited 26 Oct 2015. Retrieved from: www.nutrition.org.uk/nutritionscience/ nutrients/ nutrient-requirements.html
16. DRI Tables and Application Reports [Internet]. Cited 26 Oct 2015. Retrieved from: https://fnic.nal.usda.gov/dietary-guidance/ dietary-reference-intakes/dri-tables-and-application-reports
17. van der Gaag MS, Ubbink JB, Sillanaukee P et al. (2000). Effect of consumption of

red wine, spirits, and beer on serum homocysteine. Lancet, 355(9214):1522.

18. Romeo J, Díaz L, González-Gross M et al. (2006). Contribución a la ingesta de macro y micronutrientes que ejerce un consumo moderado de cerveza. Nutrición Hospitalaria, 21(1):84–91.
19. Mayer O, Simon J, and Rosolová H (2001). A population study of the influence of beer consumption on folate and homocysteine concentrations. Eur J Clin Nutr, 55(7):605–609.
20. Owens JE, Clifford AJ, and Bamforth CW (2007). Folate in beer. J Inst Brew, 113(3):243–248.
21. Clarke R, Halsey J, Lewington S et al. (2010). Effects of lowering homocysteine levels with B vitamins on cardiovascular disease, cancer, and cause-specific mortality: meta-analysis of 8 randomized trials involving 37 485 individuals. Arch Med Res, 170(18):1622–1631.
22. Clarke R, Bennett D, Parish S et al. (2014). Effects of homocysteine lowering with B vitamins on cognitive aging: meta-analysis of 11 trials with cognitive data on 22,000 individuals. Am J Clin Nutr, 100(2):657–666.
23. Sohrabvandi S, Mortazavian AM, and Rezaei K (2012). Health-related aspects of beer: a review. Int J Food Prop, 15(2):350–373.
24. Montanari L, Mayer H, Marconi O, Fantozzi P, and Preedy VR (2009). Minerals in beer. In Beer in Health and Disease Prevention, pp359–365.
25. Jurkić LM, Cepanec I, Pavelić SK et al. (2013). Biological and therapeutic effects of ortho-silicic acid and some ortho-silicic acid-releasing compounds: New perspectives for therapy. Nutr Metab,10(1):2.
26. Casey TR, and Bamforth CW (2010). Silicon in beer and brewing. J Sci Food Agric, 90(5):784–788.
27. Sripanyakorn S, Jugdaohsingh R, Elliott H et al. (2004). The silicon content of beer and its bioavailability in healthy volunteers. Br J Nutr, 91(3):403–409.
28. Jugdaohsingh R, Tucker KL, Qiao N et al. (2004). Dietary silicon intake is positively associated with bone mineral density in men and premenopausal women of the Framingham Offspring cohort. J Bone Miner Res, 19(2):297–307.
29. Bamforth CW (2002). Nutritional aspects of beer a review. Nutr Research, 22(1):227–237.
30. Pandey KB, and Rizvi SI (2009). Plant polyphenols as dietary antioxidants in human health and disease. Oxid Med Cell Longev, 2(5):270–278.
31. Suter PM (2001). Alcohol and mortality: if you drink, do not forget fruits and vegetables. Nutr Rev, 59(9):293–297.
32. Arranz S, Chiva-Blanch G, Valderas-Martínez P et al. (2012). Wine, beer, alcohol and polyphenols on cardiovascular disease and cancer. Nutrients, 4(7):759–781.
33. Chiva-Blanch G, Arranz S, Lamuela-Raventos RM et al. (2013). Effects of wine, alcohol and polyphenols on cardiovascular disease risk factors: evidences from human studies. Alcohol Alcohol, 48(3):270–277.
34. Scientific opinion on the substantiation of a health claim related to barley beta-glucans and lowering of blood cholesterol and reduced risk of (coronary) heart disease pursuant to Article 14 of Regulation (EC) No 1924/2006 [Internet]. Retrieved from: www.efsa.europa.eu/sites/default/files/scientific_output/files/main_documents/2471.pdf
35. Mustalahti K, Catassi C, Reunanen A et al. (2010). The prevalence of celiac disease in Europe: results of a centralized, international mass screening

project. Ann Med, 42(8):587–595.
36. Tanner GJ, Colgrave ML, Blundell MJ et al. (2013). Measuring hordein (gluten) in beer – a comparison of ELISA and mass spectrometry. PLoS One, 8(2):e56452.
37. Gluten Free Diet [Internet]. Cited Jul 2015. Retrieved from: www.aoecs.org/?q=gluten-free-diet
38. Hager A-S, Taylor JP, Waters DM et al. (2014). Gluten free beer – A review. Trends Food Sci Technol, 36(1):44–54.
39. Mitchell MC, Teigen EL, and Ramchandani VA (2014). Absorption and peak blood alcohol concentration after drinking beer, wine, or spirits. Alcohol Clin Exp Res, 38(5):1200–1204.
40. Roine RP, Gentry RT, Lim RT et al. (1993). Comparison of blood alcohol concentrations after beer and whiskey. Alcohol Clin Exp Res, 17(3):709–711.
41. Bendsen NT, Christensen R, Bartels EM et al. (2013). Is beer consumption related to measures of abdominal and general obesity? A systematic review and meta-analysis. Nutr Rev, 71(2):67–87.
42. Berghöfer A, Pischon T, Reinhold T et al. (2008). Obesity prevalence from a European perspective: a systematic review. BMC Public Health, 8:200.
43. EC | Overweight and obesity – BMI statistics – Statistics Explained [Internet]. Cited 29 Sep 2015. Retrieved from: http://ec.europa.eu/eurostat/statistics-explained/index.php/Overweight_and_obesity_-_BMI_statistics
44. Swinburn BA, Sacks G, Hall KD et al. (2011). The global obesity pandemic: shaped by global drivers and local environments. Lancet, 378(9793):804–814.
45. Mokdad AH, Ford ES, Bowman BA et al. (2003). Prevalence of obesity, diabetes, and obesity-related health risk factors, 2001. JAMA, 289(1):76–79.
46. Canoy D, Boekholdt SM, Wareham N et al. (2007). Body fat distribution and risk of coronary heart disease in men and women in the European Prospective Investigation Into Cancer and Nutrition in Norfolk cohort: a population-based prospective study. Circulation, 116(25):2933–2943.
47. Pischon T, Nöthlings U, and Boeing H (2008). Obesity and cancer. Proc Nutr Soc, 67(2):128–145.
48. Pischon T, Boeing H, Hoffmann K et al. (2008). General and abdominal adiposity and risk of death in Europe. N Engl J Med, 359(20):2105–2120.
49. Whitlock G, Lewington S, Sherliker P et al. (2009). Body-mass index and cause-specific mortality in 900 000 adults: collaborative analyses of 57 prospective studies. Lancet, 373(9669):1083–1096.
50. Bijlsma JW, Berenbaum F, and Lafeber FP (2011). Osteoarthritis: an update with relevance for clinical practice. Lancet, 377(9783):2115–2126.
51. Bradshaw T, and Mairs H (2014). Obesity and serious mental ill health: A critical review of the literature. Healthcare, 2(2):166–182.
52. Buiatti S (2009). Beer composition: an overview. In Beer in health and disease prevention, pp213–226.
53. Buemann B, and Astrup A (2001). How does the body deal with energy from alcohol? Nutrition, 17(7–8):638–641.
54. Traversy G, and Chaput J-P (2015). Alcohol consumption and obesity:

an update. Curr Obes Rep, 4(1):122–130.
55. Ferreira MPLVO (2009). Beer Carbohydrates. In Beer in Health and Disease Prevention, pp291–298.
56. Yeomans MR (2010). Alcohol, appetite and energy balance: is alcohol intake a risk factor for obesity? Physiology and Behavior, 100(1):82–89.
57. Schrieks IC, Stafleu A, Griffioen-Roose S et al. (2015). Moderate alcohol consumption stimulates food intake and food reward of savoury foods. Appetite, 89:77–83.
58. Sayon-Orea C, Martinez-Gonzalez MA, and Bes-Rastrollo M (2011). Alcohol consumption and body weight: a systematic review. Nutr Rev, 69(8):419–431.
59. Dumesnil C, Dauchet L, Ruidavets JB et al. (2013). Alcohol consumption patterns and body weight. Ann Nutr Metab, 62(2):91–97.
60. Arif AA, and Rohrer JE (2005). Patterns of alcohol drinking and its association with obesity: data from the Third National Health and Nutrition Examination Survey, 1988–1994. BMC Public Health, 5(1):126.
61. Breslow RA, and Smothers BA (2005). Drinking patterns and body mass index in never smokers: National Health Interview Survey, 1997–2001. Am J Epidemiol, 161(4):368–376.
62. Tolstrup JS, Heitmann BL, Tjønneland AM et al. (2005). The relation between drinking pattern and body mass index and waist and hip circumference. Int J Obes, 29(5):490–497.
63. Thomson CA, Wertheim BC, Hingle M et al. (2012). Alcohol consumption and body weight change in postmenopausal women: results from the Women's Health Initiative. Int J Obes, 36(9):1158–1164.
64. Colditz GA, Giovannucci E, Rimm EB et al. (1991). Alcohol intake in relation to diet and obesity in women and men. Am J Clin Nutr, 54(1):49–55.
65. Liu S, Serdula MK, Williamson DF et al. (1994). A prospective study of alcohol intake and change in body weight among US adults. Am J Epidemiol, 140(10):912–920.
66. Lahti-Koski M, Pietinen P, Heliövaara M et al. (2002). Associations of body mass index and obesity with physical activity, food choices, alcohol intake, and smoking in the 1982–1997 FINRISK Studies. Am J Clin Nutr, 75(5):809–817.
67. Wannamethee SG, Field AE, Colditz GA et al. (2004). Alcohol intake and 8-year weight gain in women: a prospective study. Obes Res, 12(9):1386–1396.
68. Barry D, and Petry NM (2009). Associations between body mass index and substance use disorders differ by gender: results from the National Epidemiologic Survey on Alcohol and Related Conditions. Addict Behav, 34(1):51–60.
69. Wang L, Lee IM, Manson JE et al. (2010). Alcohol consumption, weight gain, and risk of becoming overweight in middle-aged and older women. Arch Intern Med, 170(5):453–461.
70. Mozaffarian D, Hao T, Rimm EB et al. (2011). Changes in diet and lifestyle and long-term weight gain in women and men. N Engl J Med, 364(25):2392–2404.
71. Buemann B, Toubro S, and Astrup A (2002). The effect of wine or beer versus a carbonated soft drink, served at a meal, on ad libitum energy intake. Int J Obes Relat Metab Disord, 26(10):1367–1372.
72. McCann SE, Sempos C, Freudenheim JL et al. (2003). Alcoholic beverage preference and characteristics of drinkers and nondrinkers in western New York (United

States). Nutr Metab Cardiovasc Dis, 13(1):2–11.
73. Ruidavets J-B, Bataille V, Dallongeville J et al. (2004). Alcohol intake and diet in France, the prominent role of lifestyle. Eur Heart J, 25(13):1153–1162.
74. Johansen D, Friis K, Skovenborg E et al. (2006). Food buying habits of people who buy wine or beer: cross sectional study. BMJ, 332(7540):519–522.
75. Djoussé L, Arnett DK, Eckfeldt JH et al. (2004). Alcohol consumption and metabolic syndrome: does the type of beverage matter? Obes Res, 12(9):1375–1385.
76. Paschall M, and Lipton RI (2005). Wine preference and related health determinants in a U.S. national sample of young adults. Drug Alcohol Depend, 78(3):339–344.
77. O'Neill S, and O'Driscoll L (2015). Metabolic syndrome: a closer look at the growing epidemic and its associated pathologies. Obes Rev, 16(1):1–12.
78. EUFIC | The Metabolic Syndrome epidemic [Internet]. Cited 21 Sep 2015. Retrieved from: www.eufic.org/article/en/diet-related-diseases/diabetes/artid/metabolic-syndrome-epidemic/
79. Alkerwi A, Boutsen M, Vaillant M et al. (2009). Alcohol consumption and the prevalence of metabolic syndrome: a meta-analysis of observational studies. Atherosclerosis, 204(2):624–635.
80. Sun K, Ren M, Liu D et al. (2014). Alcohol consumption and risk of metabolic syndrome: a meta-analysis of prospective studies. Clin Nutr, 33(4):596–602.
81. Cederbaum AI (2012). Alcohol metabolism. Clin Liver Dis, 16(4):667–685.
82. Whitney E, and Rolfes SR (2008). Alcohol and Nutrition. In Understanding Nutrition. Eleventh. Thomson Wadsworth, pp242–243.
83. Lieber CS (2004). The discovery of the microsomal ethanol oxidizing system and its physiologic and pathologic role. Drug Metab Rev, 36(3–4):511–529.
84. Suter PM, Schutz Y, and Jequier E (1992). The effect of ethanol on fat storage in healthy subjects. N Engl J Med, 326(15):983–987.
85. Raben A, Agerholm-Larsen L, Flint A et al. (2003). Meals with similar energy densities but rich in protein, fat, carbohydrate, or alcohol have different effects on energy expenditure and substrate metabolism but not on appetite and energy intake. Am J Clin Nutr, 77(1):91–100.
86. Sluik D, Bezemer R, Sierksma A et al. (2015). Alcoholic beverage preference and dietary habits: a systematic literature review. Crit Rev Food Sci Nutr, Epub.
87. Maughan RJ (2006). Alcohol and football. J Sports Sci, 24(7):741–748.
88. Shirreffs SM, and Maughan RJ (1997). Restoration of fluid balance after exercise-induced dehydration: effects of alcohol consumption. J Appl Physiol, 83(4):1152–1158.
89. Hobson RM, and Maughan RJ (2010). Hydration status and the diuretic action of a small dose of alcohol. Alcohol Alcohol, 45(4):366–373.
90. Desbrow B, Murray D, and Leveritt M (2013). Beer as a sports drink? Manipulating beers ingredients to replace lost fluid. Int J Sport Nutr Exerc Metab, 23(6):593–600.
91. Jiménez-Pavón D, Cervantes-Borunda MS, Díaz LE et al. (2015).

Effects of a moderate intake of beer on markers of hydration after exercise in the heat: a crossover study. J Int Soc Sports Nutr, 12:26.
92. Haastrup MB, Pottegård A, and Damkier P (2014). Alcohol and breastfeeding. Basic Clin Pharmacol Toxicol, 114(2):168–173.
93. Koletzko B, and Lehner F (2000). Beer and breastfeeding. Adv Exp Med Biol, 478:23–28.
94. Codoñer-Franch P, Hernández-Aguilar MT, Navarro-Ruiz A et al. (2013). Diet supplementation during early lactation with non-alcoholic beer increases the antioxidant properties of breastmilk and decreases the oxidative damage in breastfeeding mothers. Breastfeed Med, 8:164–169.
95. Franco L, Sánchez C, Bravo R et al. (2012). The sedative effect of non-alcoholic beer in healthy female nurses. PLoS One, 7(7):e37290.
96. Franco L, Bravo R, Galán C et al. (2014). Effect of non-alcoholic beer on Subjective Sleep Quality in a university stressed population. Acta Physiol Hung, 101(3):353–361.
97. Franco L, Galán C, Bravo R et al. (2015). Effect of non-alcohol beer on anxiety: Relationship of 5-HIAA. Neurochem J, 9(2):149–152.
98. Chiva-Blanch G, Condines X, Magraner E et al. (2014). The non-alcoholic fraction of beer increases stromal cell derived factor 1 and the number of circulating endothelial progenitor cells in high cardiovascular risk subjects: a randomized clinical trial. Atherosclerosis, 233(2):518–524.
99. Chiva-Blanch G, Magraner E, Condines X et al. (2015). Effects of alcohol and polyphenols from beer on atherosclerotic biomarkers in high cardiovascular risk men: a randomized feeding trial. Nutr Metab Cardiovasc Dis, 25(1):36–45.
100. O'Leary CM, and Bower C (2012). Guidelines for pregnancy: what's an acceptable risk, and how is the evidence (finally) shaping up? Drug Alcohol Rev, 31(2):170–183.
101. Regulation (EC) No 1924/2006 of the European Parliament and of the Council of 20 December 2006 on nutrition and health claims made on foods. OJ L, 404:9–25.
102. Nichols M, Townsend N, Scarborough P et al. (2014). Cardiovascular disease in Europe 2014: epidemiological update. Eur Heart J, 35(42):2929.
103. Ronksley PE, Brien SE, Turner BJ et al. (2011). Association of alcohol consumption with selected cardiovascular disease outcomes: a systematic review and meta-analysis. BMJ, 342:d671.
104. Manson JE, Tosteson H, Ridker PM et al. (1992). The primary prevention of myocardial infarction. N Engl J Med, 326(21):1406–1416.
105. Pedersen JØ, Heitmann BL, Schnohr P et al. (2008). The combined influence of leisure-time physical activity and weekly alcohol intake on fatal ischaemic heart disease and all-cause mortality. Eur Heart J, 29(2):204–212.
106. Corrao G, Rubbiati L, Bagnardi V et al. (2000). Alcohol and coronary heart disease: a meta-analysis. Addiction, 95(10):1505–1523.
107. Mukamal KJ, Chiuve SE, and Rimm EB (2006). Alcohol consumption and risk for coronary heart disease in men with healthy lifestyles. Arch Intern Med, 166(19):2145–2150.
108. Patra J, Taylor B, Irving H et al. (2010). Alcohol consumption and the risk of morbidity and mortality for different stroke types – a systematic review and meta-analysis. BMC Public Health, 10:258.
109. King DE, Mainous AG, and Geesey ME (2008). Adopting moderate alcohol

consumption in middle age: subsequent cardiovascular events. Am J Med, 121(3):201–206.
110. Mukamal KJ, Conigrave KM, Mittleman MA et al. (2003). Roles of drinking pattern and type of alcohol consumed in coronary heart disease in men. N Engl J Med, 348(2):109–118.
111. Sesso HD, Stampfer MJ, Rosner B et al. (2000). Seven-year changes in alcohol consumption and subsequent risk of cardiovascular disease in men. Arch Intern Med, 160(17):2605–2612.
112. Briasoulis A, Agarwal V, and Messerli FH (2012). Alcohol consumption and the risk of hypertension in men and women: a systematic review and meta-analysis. J Clin Hypertens, 14(11):792–798.
113. Urbano-Marquez A, Estruch R, Navarro-Lopez F et al. (1989). The effects of alcoholism on skeletal and cardiac muscle. N Engl J Med, 320(7):409–415.
114. Conen D, Tedrow UB, Cook NR et al. (2008). Alcohol consumption and risk of incident atrial fibrillation in women. JAMA, 300(21):2489–2496.
115. Mukamal KJ, Tolstrup JS, Friberg J et al. (2005). Alcohol consumption and risk of atrial fibrillation in men and women: the Copenhagen City Heart Study. Circulation, 112(12):1736–1742.
116. Rimm EB, Williams P, Fosher K et al. (1999). Moderate alcohol intake and lower risk of coronary heart disease: meta-analysis of effects on lipids and haemostatic factors. BMJ, 319(7224):1523–1528.
117. Rader DJ, Alexander ET, Weibel GL et al. (2009). The role of reverse cholesterol transport in animals and humans and relationship to atherosclerosis. J Lipid Res, 50 Suppl:S189–S194.
118. Sierksma A, Vermunt SH, Lankhuizen IM et al. (2004). Effect of moderate alcohol consumption on parameters of reverse cholesterol transport in postmenopausal women. Alcohol Clin Exp Res, 28(4):662–626.
119. Brinton EA (2010). Effects of ethanol intake on lipoproteins and atherosclerosis. Curr Opin Lipidol, 21(4):346–351.
120. van der Gaag MS, van Tol A, Scheek LM et al. (1999). Daily moderate alcohol consumption increases serum paraoxonase activity; a diet-controlled, randomised intervention study in middle-aged men. Atherosclerosis, 147(2):405–410.
121. Brien SE, Ronksley PE, Turner BJ et al. (2011). Effect of alcohol consumption on biological markers associated with risk of coronary heart disease: systematic review and meta-analysis of interventional studies. BMJ, 342:d636.
122. Imhof A, Froehlich M, Brenner H et al. (2001). Effect of alcohol consumption on systemic markers of inflammation. Lancet, 357(9258):763–767.
123. Sierksma A, van der Gaag MS, Kluft C et al. (2002). Moderate alcohol consumption reduces plasma C-reactive protein and fibrinogen levels; a randomized, diet-controlled intervention study. Eur J Clin Nutr, 56(11):1130–1136.
124. Estruch R, Sacanella E, Badia E et al. (2004). Different effects of red wine and gin consumption on inflammatory biomarkers of atherosclerosis: a prospective randomized crossover trial. Effects of wine on inflammatory markers. Atherosclerosis, 175(1):117–123.
125. Huang C, Zhan J, Liu YJ et al. (2014). Association between alcohol consumption and

risk of cardiovascular disease and all-cause mortality in patients with hypertension: a meta-analysis of prospective cohort studies. Mayo Clin Proc, 89(9):1201–1210.
126. Muntwyler J, Hennekens CH, Buring JE et al. (1998). Mortality and light to moderate alcohol consumption after myocardial infarction. Lancet, 352(9144):1882–1885.
127. Niroomand F, Hauer O, Tiefenbacher CP et al. (2004). Influence of alcohol consumption on restenosis rate after percutaneous transluminal coronary angioplasty and stent implantation. Heart, 90(10):1189–1193.
128. Heidrich J, Wellmann J, Döring A et al. (2007). Alcohol consumption, alcohol dehydrogenase and risk of coronary heart disease in the MONICA/KORA-Augsburg cohort 1994/1995–2002. Eur J Cardiovasc Prev Rehabil, 14(6):769–774.
129. Tolstrup JS, Grønbaek M, and Nordestgaard BG (2009). Alcohol intake, myocardial infarction, biochemical risk factors, and alcohol dehydrogenase genotypes. Circ Cardiovasc Genet, 2(5):507–514.
130. Holmes MV, Dale CE, Zuccolo L et al. (2014). Association between alcohol and cardiovascular disease: Mendelian randomisation analysis based on individual participant data. BMJ, 349:g4164.
131. Israel Y. Response: Association between alcohol and cardiovascular disease: Mendelian randomisation analysis based on individual participant data [Internet]. Retrieved from: www.bmj.com/content/349/bmj.g4164/rr/763820
132. Edenberg HJ (2007). The genetics of alcohol metabolism: role of alcohol dehydrogenase and aldehyde dehydrogenase variants. Alcohol Res Health, 30(1):5–13.
133. Galkina E, and Ley K (2009). Immune and inflammatory mechanisms of atherosclerosis. Annu Rev Immunol, 27:165–197.
134. Finn AV, Nakano M, Narula J et al. (2010). Concept of vulnerable/unstable plaque. Arterioscler Thromb Vasc Biol, 30(7):1282–1292.
135. World Heart Federation | Cardiovascular disease risk factors [Internet]. Cited Apr 2015. Retrieved from: www.world-heart-federation.org/press/fact-sheets/cardiovascular-disease-risk-factors/
136. Renaud S, and de Lorgeril M (1992). Wine, alcohol, platelets, and the French paradox for coronary heart disease. Lancet, 339(8808):1523–1526.
137. Costanzo S, Di Castelnuovo A, Donati MB et al. (2011). Wine, beer or spirit drinking in relation to fatal and non-fatal cardiovascular events: a meta-analysis. Eur J Epidemiol, 26(11):833–850.
138. Chiva-Blanch G, Urpi-Sarda M, Llorach R et al. (2012). Differential effects of polyphenols and alcohol of red wine on the expression of adhesion molecules and inflammatory cytokines related to atherosclerosis: a randomized clinical trial. Am J Clin Nutr, 95(2):326–334.
139. Chiva-Blanch G, Condines X, Magraner E et al. (2014). The non-alcoholic fraction of beer increases stromal cell derived factor 1 and the number of circulating endothelial progenitor cells in high cardiovascular risk subjects: a randomized clinical trial. Atherosclerosis, 233(2):518–524.
140. Chiva-Blanch G, Magraner E, Condines X et al. (2015). Effects of alcohol and polyphenols from beer on atherosclerotic biomarkers in high cardiovascular risk men: A randomized feeding trial. Nutr Metab Cardiovas Dis, 25(1):36–45.
141. Stamler J (2005). Established major risk factors: historical overview. In Coronary heart disease epidemiology – from aetiology to public health. 2. Oxford Scholarship, pp18–31.

142. van den Elzen AP, Sierksma A, Oren A et al. (2005). Alcohol intake and aortic stiffness in young men and women. J Hypertens, 23(4):731–735.
143. Hvidtfeldt UA, Tolstrup JS, Jakobsen MU et al. (2010). Alcohol intake and risk of coronary heart disease in younger, middle-aged, and older adults. Circulation, 121(14):1589–1597.
144. Okwuosa TM, Klein O, Chan C et al. (2013). Long-term change in alcohol-consumption status and variations in fibrinogen levels: the coronary artery risk development in young adults (CARDIA) study. BMJ Open, 3(7). Epub.
145. WHO Europe | Diabetes [Internet]. Cited Aug 2015. Retrieved from: www.euro.who.int/en/health-topics/noncommunicable-diseases/diabetes/diabetes
146. Tamayo T, Rosenbauer J, Wild SH et al. (2014). Diabetes in Europe: an update. Diabetes Res Clin Pract, 103(2):206–217.
147. Hu FB, Manson JE, Stampfer MJ et al. (2001). Lifestyle, and the risk of type 2 diabetes mellitus in women. N Engl J Med, 345(11):790–797.
148. Gray SP, and Jandeleit-Dahm K. (2014). The pathobiology of diabetic vascular complications – cardiovascular and kidney disease. J Mol Med, 92(5):441–452.
149. Koppes LL, Dekker JM, Hendriks HF et al. (2005). Moderate alcohol consumption lowers the risk of type 2 diabetes: a meta-analysis of prospective observational studies. Diabetes Care, 28(3):719–725.
150. Baliunas DO, Taylor BJ, Irving H et al. (2009). Alcohol as a risk factor for type 2 diabetes: A systematic review and meta-analysis. Diabetes Care, 32(11):2123–2132.
151. Beulens JW, van der Schouw YT, Bergmann MM et al. (2012). Alcohol consumption and risk of type 2 diabetes in European men and women: influence of beverage type and body size: The EPIC-InterAct study. J Intern Med, 272(4):358–370.
152. Knott C, Bell S and Britton A (2015). Alcohol consumption and the risk of type 2 diabetes: A systematic review and dose-response meta-analysis of more than 1.9 million individuals from 38 observational studies. Diabetes Care, 38(9):1804–1812.
153. Mumenthaler MS, Taylor JL, O'Hara R et al. (1999). Gender differences in moderate drinking effects. Alcohol Res Health, 23(1):55–64.
154. Sieri S, Agudo A, Kesse E et al. (2002). Patterns of alcohol consumption in 10 European countries participating in the European Prospective Investigation into Cancer and Nutrition (EPIC) project. Public Health Nutr, 5(6B):1287–1296.
155. Joosten MM, Chiuve SE, Mukamal KJ et al. (2011). Changes in alcohol consumption and subsequent risk of type 2 diabetes in men. Diabetes, 60(1):74–79.
156. Joosten MM, Grobbee DE, van der A DL et al. (2010). Combined effect of alcohol consumption and lifestyle behaviors on risk of type 2 diabetes. Am J Clin Nutr, 91(6):1777–1783.
157. Beulens JW, Rimm EB, Hu FB et al. (2008). Alcohol consumption, mediating biomarkers, and risk of type 2 diabetes among middle-aged women. Diabetes Care, 31(10):2050–2055.
158. Snijder MB, Heine RJ, Seidell JC et al. (2006). Associations of adiponectin levels with incident impaired glucose metabolism and type 2 diabetes in older men and women: the hoorn study. Diabetes Care, 29(11):2498–2503.
159. Li S, Shin HJ, Ding EL et al. (2009). Adiponectin levels and risk of type 2 diabetes: a systematic review and meta-analysis. JAMA, 302(2):179–188.

160. Hung J, McQuillan BM, Thompson PL et al. (2008). Circulating adiponectin levels associate with inflammatory markers, insulin resistance and metabolic syndrome independent of obesity. Int J Obes, 32(5):772–779.
161. Turer AT, Khera A, Ayers CR et al. (2011). Adipose tissue mass and location affect circulating adiponectin levels. Diabetologia, 54(10):2515–2524.
162. Schrieks IC, Heil AL, Hendriks HF et al. (2015). The effect of alcohol consumption on insulin sensitivity and glycemic status: a systematic review and meta-analysis of intervention studies. Diabetes Care, 38(4):723–732.
163. Siler SQ, Neese RA, and Hellerstein MK (1999). De novo lipogenesis, lipid kinetics, and whole-body lipid balances in humans after acute alcohol consumption. Am J Clin Nutr, 70(5):928–936.
164. Avogaro A, Watanabe RM, Gottardo L et al. (2002). Glucose tolerance during moderate alcohol intake: insights on insulin action from glucose/lactate dynamics. J Clin Endocrinol Metab, 87(3):1233–1238.
165. Kraegen EW, and Cooney GJ (2008). Free fatty acids and skeletal muscle insulin resistance. Curr Opin Lipidol, 19(3):235–241.
166. Hendriks HF (2007). Moderate alcohol consumption and insulin sensitivity: observations and possible mechanisms. Ann Epidemiol, 17(5):S40–S42.
167. Romeo J, Wärnberg J et al. (2007). Moderate alcohol consumption and the immune system: a review. Br J Nutr, 98(S1):S111–S115.
168. Wang X, Bao W, Liu J et al. (2013). Inflammatory markers and risk of type 2 diabetes: a systematic review and meta-analysis. Diabetes Care, 36(1):166–175.
169. Turner BC, Jenkins E, Kerr D et al. (2001). The effect of evening alcohol consumption on next-morning glucose control in type 1 diabetes. Diabetes Care, 24(11):1888–1893.
170. Howard AA, Arnsten JH, and Gourevitch MN (2004). Effect of alcohol consumption on diabetes mellitus: a systematic review. Ann Intern Med, 140(3):211–219.
171. Zhang PY (2014). Cardiovascular disease in diabetes. Eur Rev Med Pharmacol Sci, 18(15):2205–2214.
172. Koppes LL, Dekker JM, Hendriks HF et al. (2006). Meta-analysis of the relationship between alcohol consumption and coronary heart disease and mortality in type 2 diabetic patients. Diabetologia, 49(4):648–652.
173. Beulens JW, Algra A, Soedamah-Muthu SS et al. (2010). Alcohol consumption and risk of recurrent cardiovascular events and mortality in patients with clinically manifest vascular disease and diabetes mellitus: the Second Manifestations of ARTerial (SMART) disease study. Atherosclerosis, 212(1):281–286.
174. Beulens JW, Kruidhof JS, Grobbee DE et al. (2008). Alcohol consumption and risk of microvascular complications in type 1 diabetes patients: the EURODIAB Prospective Complications Study. Diabetologia, 51(9):1631–1638.
175. Wannamethee SG, Shaper AG, and Alberti KG (2000). Physical activity, metabolic factors, and the incidence of coronary heart disease and type 2 diabetes. Arch Intern Med, 160(14):2108–2116.
176. WHO Europe | Diabetes – Data and statistics [Internet]. Cited 21 Sep 2015. Retrieved from: www.euro.who.int/en/health-topics/noncommunicable-diseases/diabetes/data-and-statistics
177. Augustin LS, Kendall CW, Jenkins DJ et al. (2015). Glycemic index, glycemic load and glycemic response: An International Scientific Consensus Summit from the

International Carbohydrate Quality Consortium (ICQC). Nutr Metab Cardiovasc Dis, 25(9):795–815.
178. Hätönen KA, Virtamo J, Eriksson JG et al. (2012). Modifying effects of alcohol on the postprandial glucose and insulin responses in healthy subjects. Am J Clin Nutr, 96(1):44–49.
179. Sluik D, Atkinson F, Brand-Miller J et al. (2016). Contributors to dietary glycaemic index and glycaemic load in the Netherlands: the role of beer. Br J Nutr, Epub.
180. Glycemic Index [Internet]. Cited 21 Sep 2015. Retrieved from: www.glycemicindex.com/
181. Bhupathiraju SN, Tobias DK, Malik VS et al. (2014). Glycemic index, glycemic load, and risk of type 2 diabetes: results from 3 large US cohorts and an updated meta-analysis. Am J Clin Nutr, 100(1):218–232.
182. Brand-Miller JC, Fatema K, Fatima K et al. (2007). Effect of alcoholic beverages on postprandial glycemia and insulinemia in lean, young, healthy adults. Am J Clin Nutr, 85(6):1545–1551.
183. Mann JI, De Leeuw I, Hermansen K et al. (2004). Evidence-based nutritional approaches to the treatment and prevention of diabetes mellitus. Nutr Metab Cardiovasc Dis, 14(6):373–394.
184. Steliarova-Foucher E, O'Callaghan M, Ferlay J et al. (2015). The European Cancer Observatory: A new data resource. Eur J Cancer, 51(9):1131–1143.
185. WHO Europe | Cancer – Data and statistics [Internet]. Cited May 2015. Retrieved from: www.euro.who.int/en/health-topics/noncommunicable-diseases/cancer/data-and-statistics
186. Cancer incidence and mortality in Europe [Internet]. Cited Jul 2015. Retrieved from: http://eu-cancer.iarc.fr/EUCAN/Country.aspx?ISOCountryCd=968#block-pie-a
187. Anand P, Kunnumakkara AB, Kunnumakara AB et al. (2008). Cancer is a preventable disease that requires major lifestyle changes. Pharm Res, 25(9):2097–2116.
188. Schüz J, Espina C, Villain P et al. (2015). European Code against Cancer 4th edition: 12 ways to reduce your cancer risk. Cancer Epidemiol, Epub.
189. Schütze M, Boeing H, Pischon T et al. (2011). Alcohol attributable burden of incidence of cancer in eight European countries based on results from prospective cohort study. BMJ, 342:d1584.
190. Scoccianti C, Cecchini M, Anderson AS et al. (2015). European Code against Cancer 4th Edition: Alcohol drinking and cancer. Cancer Epidemiol, Epub.
191. Smith-Warner SA, Spiegelman D, Yaun SS et al. (1998). Alcohol and breast cancer in women: a pooled analysis of cohort studies. JAMA, 279(7):535–540.
192. Hamajima N, Hirose K, Tajima K et al. (2002). Alcohol, tobacco and breast cancer--collaborative reanalysis of individual data from 53 epidemiological studies, including 58,515 women with breast cancer and 95,067 women without the disease. Br J Cancer, 87(11):1234–1245.
193. Tjønneland A, Christensen J, Olsen A et al. (2007). Alcohol intake and breast cancer risk: the European Prospective Investigation into Cancer and Nutrition (EPIC). Cancer Causes Control, 18(4):361–373.
194. Seitz HK, Pelucchi C, Bagnardi V et al. (2012). Epidemiology and pathophysiology of alcohol and breast cancer: Update 2012. Alcohol Alcohol, 47(3):204–212.

195. Bagnardi V, Rota M, Botteri E et al. (2013). Light alcohol drinking and cancer: a meta-analysis. Ann Oncol, 24(2):301–308.
196. Romieu I, Scoccianti C, Chajès V et al. (2015). Alcohol intake and breast cancer in the European prospective investigation into cancer and nutrition. Int J Cancer, 137(8):1921–1930.
197. Zhang SM, Lee I-M, Manson JE et al. (2007). Alcohol consumption and breast cancer risk in the Women's Health Study. Am J Epidemiol, 165(6):667–676.
198. Lew JQ, Freedman ND, Leitzmann MF et al. (2009). Alcohol and risk of breast cancer by histologic type and hormone receptor status in postmenopausal women: the NIH-AARP Diet and Health Study. Am J Epidemiol, 170(3):308–317.
199. Li CI, Chlebowski RT, Freiberg M et al. (2010). Alcohol consumption and risk of postmenopausal breast cancer by subtype: the women's health initiative observational study. J Natl Cancer Inst, 102(18):1422–1431.
200. Chen WY, Rosner B, Hankinson SE et al. (2011). Moderate alcohol consumption during adult life, drinking patterns, and breast cancer risk. JAMA, 306(17):1884–1890.
201. Scoccianti C, Lauby-Secretan B, Bello PY et al. (2014). Female breast cancer and alcohol consumption: a review of the literature. Am J Prev Med, 46(3 Suppl 1):S16–S25.
202. Bagnardi V, Rota M, Botteri E et al. (2015). Alcohol consumption and site-specific cancer risk: a comprehensive dose-response meta-analysis. Br J Cancer, 112(3):580–593.
203. Klarich DS, Brasser SM, and Hong MY (2015). Moderate alcohol consumption and colorectal cancer risk. Alcohol Clin Exp Res, 39(8):1280–1291.
204. Wang Y, Duan H, Yang H et al. (2015). A pooled analysis of alcohol intake and colorectal cancer. Int J Clin Exp Med, 8(5):6878–6889.
205. Ben Q, Wang L, Liu J et al. (2015). Alcohol drinking and the risk of colorectal adenoma: a dose-response meta-analysis. Eur J Cancer Prev, 24(4):286–295.
206. Hashibe M, Brennan P, Chuang SC et al. (2009). Interaction between tobacco and alcohol use and the risk of head and neck cancer: pooled analysis in the International Head and Neck Cancer Epidemiology Consortium. Cancer Epidemiol Biomarkers Prev, 18(2):541–550.
207. Chuang SC, Lee YC, Wu GJ et al. (2015). Alcohol consumption and liver cancer risk: a meta-analysis. Cancer Causes Control, 26(9):1205–1231.
208. Seitz HK, and Stickel F (2007). Molecular mechanisms of alcohol-mediated carcinogenesis. Nat Rev Cancer, 7(8):599–612.
209. Seitz HK, Simanowski UA, Garzon FT et al. (1990). Possible role of acetaldehyde in ethanol-related rectal cocarcinogenesis in the rat. Gastroenterology, 98(2):406–413.
210. Homann N, Jousimies-Somer H, Jokelainen K et al. (1997). High acetaldehyde levels in saliva after ethanol consumption: methodological aspects and pathogenetic implications. Carcinogenesis, 18(9):1739–1743.
211. Schwabe RF, and Jobin C (2013). The microbiome and cancer. Nat Rev Cancer, 13(11):800–812.
212. Dorgan JF, Baer DJ, Albert PS et al. (2001). Serum hormones and the alcohol-breast cancer association in postmenopausal women. J Natl Cancer Inst, 93(9):710–715.

213. Rinaldi S, Peeters PH, Bezemer ID et al. (2006). Relationship of alcohol intake and sex steroid concentrations in blood in pre- and post-menopausal women: the European Prospective Investigation into Cancer and Nutrition. Cancer Causes Control, 17(8):1033–1043.
214. Hamid A, Wani NA, and Kaur J. (2009). New perspectives on folate transport in relation to alcoholism-induced folate malabsorption--association with epigenome stability and cancer development. FEBS J, 276(8):2175–2191.
215. Lachenmeier DW, Przybylski MC, and Rehm J (2012). Comparative risk assessment of carcinogens in alcoholic beverages using the margin of exposure approach. Int J Cancer, 131(6):E995–E1003.
216. Spiegelhalder B, Eisenbrand G, and Preussmann R (1979). Contamination of beer with trace quantities of N-nitrosodimethylamine. Food Cosmet Toxicol, 17(1):29–31.
217. IARC Working Group on the Evaluation of Carcinogenic Risks of Chemicals to Humans (1978). IARC monographs on the evaluation of carcinogenic risks of chemicals to humans. Some N-nitroso compounds. IARC Monogr Eval Carcinog Risks Hum, 17:1–365.
218. Lachenmeier DW, and Fügel D (2007). Reduction of nitrosamines in beer: review of a success story. Brew Sci, 60:84–89.
219. Song DY, Song S, Song Y, and Lee JE (2012). Alcohol intake and renal cell cancer risk: a meta-analysis. Br J Cancer, 106(11):1881–1890.
220. Wozniak MB, Brennan P, Brenner DR et al. (2015). Alcohol consumption and the risk of renal cancers in the European prospective investigation into cancer and nutrition (EPIC). Int J Cancer, 137(8):1953–1966.
221. Kitahara CM, Linet MS, Beane Freeman LE et al. (2012). Cigarette smoking, alcohol intake, and thyroid cancer risk: a pooled analysis of five prospective studies in the United States. Cancer Causes Control, 23(10):1615–1624.
222. Sen A, Tsilidis KK, Allen NE et al. (2015). Baseline and lifetime alcohol consumption and risk of differentiated thyroid carcinoma in the EPIC study. Br J Nutr, 113(5):840–847.
223. Tramacere I, Pelucchi C, Bonifazi M et al. (2012). Alcohol drinking and non-Hodgkin lymphoma risk: a systematic review and a meta-analysis. Ann Oncol, 23(11):2791–2798.
224. Tramacere I, Pelucchi C, Bonifazi M et al. (2012). A meta-analysis on alcohol drinking and the risk of Hodgkin lymphoma. Eur J Cancer Prev, 21(3):268–273.
225. Ahmad Kiadaliri A, Jarl J, Gavriilidis G et al. (2013). Alcohol drinking cessation and the risk of laryngeal and pharyngeal cancers: a systematic review and meta-analysis. PLoS One, 8(3):e58158.
226. Jarl J, and Gerdtham UG (2012). Time pattern of reduction in risk of oesophageal cancer following alcohol cessation-a meta-analysis. Addiction, 107(7):1234–1243.
227. Heckley GA, Jarl J, Asamoah BO et al. (2011). How the risk of liver cancer changes after alcohol cessation: a review and meta-analysis of the current literature. BMC Cancer, 11:446.
228. Newcomb PA, Kampman E, Trentham-Dietz A et al. (2013). Alcohol consumption before and after breast cancer diagnosis: associations with survival from breast cancer, cardiovascular disease, and other causes. J Clin Oncol, 31(16):1939–1946.

229. Doyle JJ, Neugut AI, Jacobson JS et al. (2005). Chemotherapy and cardiotoxicity in older breast cancer patients: a population-based study. J Clin Oncol, 23(34):8597–8605.
230. WHO | Cancer [Internet]. Cited Jul 2015. Retrieved from: www.who.int/mediacentre/factsheets/fs297/en/
231. McPherson K, Steel CM, and Dixon JM (2000). ABC of breast diseases. Breast cancer-epidemiology, risk factors, and genetics. BMJ, 321(7261):624–628.
232. Riley EP, Infante MA, and Warren KR (2011). Fetal alcohol spectrum disorders: an overview. Neuropsychol Rev, 21(2):73–80.
233. Giedd JN, Blumenthal J, Jeffries NO et al. (1999). Brain development during childhood and adolescence: a longitudinal MRI study. Nature neurosci, 2(10):861–863.
234. Gulley JM, and Juraska JM (2013). The effects of abused drugs on adolescent development of corticolimbic circuitry and behavior. Neuroscience, 249:3–20.
235. Mattson SN, and Riley EP (1998). A review of the neurobehavioral deficits in children with fetal alcohol syndrome or prenatal exposure to alcohol. Alcohol Clin Exp Res, 22(2):279–294.
236. Brust JC (2010). Ethanol and cognition: indirect effects, neurotoxicity and neuroprotection: a review. Int J Environ Res Public Health, 7(4):1540–1557.
237. Moss HB, Kirisci L, Gordon HW et al. (1994). A neuropsychologic profile of adolescent alcoholics. Alcohol Clin Exp Res, 18(1):159–163.
238. Tarter RE, Mezzich AC, Hsieh YC et al. (1995). Cognitive capacity in female adolescent substance abusers. Drug Alcohol Depend, 39(1):15–21.
239. Brown SA, Tapert SF, Granholm E et al. (2000). Neurocognitive functioning of adolescents: effects of protracted alcohol use. Alcohol Clin Exp Res, 24(2):164–171.
240. Schweinsburg AD, McQueeny T, Nagel BJ et al. (2010). A preliminary study of functional magnetic resonance imaging response during verbal encoding among adolescent binge drinkers. Alcohol, 44(1):111–117.
241. Squeglia LM, Schweinsburg AD, Pulido C et al. (2011). Adolescent binge drinking linked to abnormal spatial working memory brain activation: differential gender effects. Alcohol Clin Exp Res, 35(10):1831–1841.
242. Hendriks HFJ, and Schrieks IC (2015). Adolescent alcohol consumption: Brain health outcomes. J Child Adolesc Behav, 3(5). Epub.
243. Ward A, Arrighi HM, Michels S et al. (2012). Mild cognitive impairment: disparity of incidence and prevalence estimates. Alzheimers Dement, 8(1):14–21.
244. World Alzheimer Report 2015. The Global Impact of Dementia. An analysis of prevalence, incidence, cost and trends [Internet]. Cited Jan 2016. Retrieved from: http://www.alz.co.uk/research/world-report-2015.
245. Anstey KJ, Mack HA, and Cherbuin N (2009). Alcohol consumption as a risk factor for dementia and cognitive decline: meta-analysis of prospective studies. Am J Geriatr Psychiatry, 17(7):542–555.
246. Neafsey EJ, and Collins MA (2011). Moderate alcohol consumption and cognitive risk. Neuropsychiatr Dis Treat, 7:465–484.
247. Sabia S, Elbaz A, Britton A et al. (2014). Alcohol consumption and cognitive decline in early old age. Neurology, 82(4):332–339.
248. Almeida OP, Hankey GJ, Yeap BB et al. (2014). Alcohol consumption

and cognitive impairment in older men: a mendelian randomization study. Neurology, 82(12):1038–1044.
249. Solfrizzi V, D'Introno A, Colacicco AM et al. (2007). Alcohol consumption, mild cognitive impairment, and progression to dementia. Neurology, 68(21):1790–1799.
250. Xu G, Liu X, Yin Q et al. (2009). Alcohol consumption and transition of mild cognitive impairment to dementia. Psychiatry Clin Neurosci, 63(1):43–49.
251. Scarmeas N, Luchsinger JA, Schupf N et al. (2009). Physical activity, diet, and risk of Alzheimer disease. JAMA, 302(6):627–637.
252. Panza F, Frisardi V, Seripa D et al. (2012). Alcohol consumption in mild cognitive impairment and dementia: harmful or neuroprotective? Int J Geriatr Psychiatry, 27(12):1218–1238.
253. von Campenhausen S, Bornschein B, Wick R et al. (2005). Prevalence and incidence of Parkinson's disease in Europe. Eur Neuropsychopharmacology, 15(4):473–490.
254. Wirdefeldt K, Adami HO, Cole P et al. (2011). Epidemiology and etiology of Parkinson's disease: a review of the evidence. Eur J Epidemiol, 26 Suppl 1:S1–S58.
255. Zhang D, Jiang H, and Xie J (2014). Alcohol intake and risk of Parkinson's disease: a meta-analysis of observational studies. Mov Disord, 29(6):819–822.
256. Gaffo AL, Roseman JM, Jacobs DR et al. (2010). Serum urate and its relationship with alcoholic beverage intake in men and women: findings from the Coronary Artery Risk Development in Young Adults (CARDIA) cohort. Ann Rheum Dis, 69(11):1965–1970.
257. Shen C, Guo Y, Luo W et al. (2013). Serum urate and the risk of Parkinson's disease: results from a meta-analysis. Can J Neurol Sci, 40(1):73–79.
258. Barr T, Helms C, Grant K et al. (2015). Opposing effects of alcohol on the immune system. Prog Neuropsychopharmacol Biol Psychiatry, Epub.
259. Hernlund E, Svedbom A, Ivergård M et al. (2013). Osteoporosis in the European Union: medical management, epidemiology and economic burden. A report prepared in collaboration with the International Osteoporosis Foundation (IOF) and the European Federation of Pharmaceutical Industry Associations (EFPIA). Arch Osteoporos, 8:136.
260. Tucker KL, Jugdaohsingh R, Powell JJ et al. (2009). Effects of beer, wine, and liquor intakes on bone mineral density in older men and women. Am J Clin Nutr, 89(4):1188–1196.
261. Maurel DB, Boisseau N, Benhamou CL et al. (2012). Alcohol and bone: review of dose effects and mechanisms. Osteoporosis Int, 23(1):1–16.
262. Jugdaohsingh R, O'Connell MA, Sripanyakorn S et al. (2006). Moderate alcohol consumption and increased bone mineral density: potential ethanol and non-ethanol mechanisms. Proc Nutr Soc, 65(03):291–310.
263. Musculoskeletal health status in Europe version 5 [Internet]. Cited 1 Oct 2015. Retrieved from: www.eumusc.net/workpackages_wp4.cfm
264. Scott IC, Tan R, Stahl D (2013). The protective effect of alcohol on developing rheumatoid arthritis: a systematic review and meta-analysis. Rheumatology, 52(5):856–867.
265. Lu B, Solomon DH, Costenbader KH et al. (2014). Alcohol consumption and risk of incident rheumatoid arthritis in women: a prospective study. Arthritis Rheumatol, 66(8):1998–2005.
266. Annemans L, Spaepen E, Gaskin M et al. (2008). Gout in the UK and Germany: prevalence, comorbidities and management in general practice 2000–2005. Ann

Rheum Dis, 67(7):960–966.
267. Wang M, Jiang X, Wu W et al. (2013). A meta-analysis of alcohol consumption and the risk of gout. Clin Rheumatol, 32(11):1641–1648.
268. Xu C, Zhang C, Wang XL et al. (2015). Self-fluid management in prevention of kidney stones: a PRISMA-compliant systematic review and dose-response meta-analysis of observational studies. Medicine, 94(27):e1042.
269. Rule AD, Krambeck AE, and Lieske JC (2011). Chronic kidney disease in kidney stone formers. Clin J Am Soc Nephrol, 6(8):2069–2075.
270. de Jong PE, van der Velde M, Gansevoort RT et al. (2008). Screening for chronic kidney disease: where does Europe go? Clin J Am Soc Nephrol, 3(2):616–623.
271. Buja A, Vinelli A, Lion C et al. (2014). Is moderate alcohol consumption a risk factor for kidney function decline? A systematic review of observational studies. J Ren Nutr, 24(4):224–235.
272. Shaffer EA (2006). Epidemiology of gallbladder stone disease. Best Pract Res Clin Gastroenterol, 20(6):981–996.
273. Banim PJ, Luben RN, Bulluck H et al. (2011). The aetiology of symptomatic gallstones quantification of the effects of obesity, alcohol and serum lipids on risk. Epidemiological and biomarker data from a UK prospective cohort study (EPIC-Norfolk). Eur J Gastroenterol Hepatol, 23(8):733–740.
274. Leitzmann MF, Tsai CJ, Stampfer MJ et al. (2003). Alcohol consumption in relation to risk of cholecystectomy in women. Am J Clin Nutr, 78(2):339–347.
275. Peele S, and Brodsky A (2000). Exploring psychological benefits associated with moderate alcohol use: a necessary corrective to assessments of drinking outcomes? Drug Alcohol Depend, 60(3):221–247.
276. Aan Het Rot M, Russell JJ, Moskowitz DS et al. (2008). Alcohol in a social context: findings from event-contingent recording studies of everyday social interactions. Alcohol Clin Exp Res, 32(3):459–71.
277. Chan AM, von Mühlen D, Kritz-Silverstein D et al. (2009). Regular alcohol consumption is associated with increasing quality of life and mood in older men and women: the Rancho Bernardo Study. Maturitas, 62(3):294–300.
278. French MT, and Zavala SK (2007). The health benefits of moderate drinking revisited: alcohol use and self-reported health status. Am J Health Promot, 21(6):484–491.
279. Zale EL, Maisto SA, and Ditre JW (2015). Interrelations between pain and alcohol: An integrative review. Clin Psychol Rev, 37:57–71.
280. Singh A, and Misra N (2009). Loneliness, depression and sociability in old age. Ind Psychiatry J, 18(1):51–55.
281. Byles J, Young A, Furuya H et al. (2006). A drink to healthy aging: The association between older women's use of alcohol and their health-related quality of life. J Am Geriatr Soc, 54(9):1341–1347.
282. Kaplan MS, Huguet N, Feeny D et al. (2012). Alcohol use patterns and trajectories of health-related quality of life in middle-aged and older adults: a 14-year population-based study. J Stud Alcohol Drugs, 73(4):581.
283. Pearl R (1926). Alcohol and Longevity. New York: A. A. Knopf.
284. Corrao G, Bagnardi V, Zambon A et al. (2004). A meta-analysis of alcohol consumption and the risk of 15 diseases. Prev Med, 38(5):613–619.
285. Di Castelnuovo A, Costanzo S, Bagnardi V et al. (2006). Alcohol dosing and total mortality in men and women: an updated meta-analysis of 34 prospective studies.

Arch Intern Med, 166(22):2437–2445.
286. Wang C, Xue H, Wang Q et al. (2014). Effect of drinking on all-cause mortality in women compared with men: a meta-analysis. J Womens Health, 23(5):373–381.
287. Jayasekara H, English DR, Room R et al. (2014). Alcohol consumption over time and risk of death: a systematic review and meta-analysis. Am J Epidemiol, 179(9):1049–1059.
288. Bergmann MM, Rehm J, Klipstein-Grobusch K et al. (2013). The association of pattern of lifetime alcohol use and cause of death in the European prospective investigation into cancer and nutrition (EPIC) study. Int J Epidemiol, 42(6):1772–1790.
289. Jayasekara H, MacInnis RJ, Hodge AM et al. (2014). Alcohol consumption for different periods in life, intake pattern over time and all-cause mortality. J Public Health, Epub.
290. Britton A, Ben-Shlomo Y, Benzeval M et al. (2015). Life course trajectories of alcohol consumption in the United Kingdom using longitudinal data from nine cohort studies. BMC Med, 13:47.
291. Grønbaek M, Johansen D, Becker U et al. (2004). Changes in alcohol intake and mortality: a longitudinal population-based study. Epidemiology, 15(2):222–228.
292. Klatsky AL, and Udaltsova N (2013). Abounding confounding: sick quitters and healthy drinkers. Addiction, 108(9):1549–1552.
293. Shaper AG, Wannamethee G, and Walker M (1988). Alcohol and mortality in British men: explaining the U-shaped curve. Lancet, 2(8623):1267–1273.
294. Jackson R, Broad J, Connor J et al. (2005). Alcohol and ischaemic heart disease: probably no free lunch. Lancet, 366(9501):1911–1912.
295. Naimi TS, Xuan Z, Brown DW et al. (2013). Confounding and studies of ‚moderate' alcohol consumption: the case of drinking frequency and implications for low-risk drinking guidelines. Addiction, 108(9):1534–1543.
296. Feunekes GI, van 't Veer P, van Staveren WA et al. (1999). Alcohol intake assessment: the sober facts. Am J Epidemiol, 150(1):105–112.
297. Klatsky AL, Gunderson EP, Kipp H et al. (2006). Higher prevalence of systemic hypertension among moderate alcohol drinkers: an exploration of the role of underreporting. J Stud Alcohol, 67(3):421–428.
298. Holahan CJ, Schutte KK, Brennan PL et al. (2015). Drinking level, drinking pattern, and twenty-year total mortality among late-life drinkers. J Stud Alcohol Drugs, 76(4):552–558.
299. Klatsky AL (2015). Alcohol and cardiovascular diseases: where do we stand today? J Intern Med, 278(3):238–250.
300. Thomassen HR (1995). Gender differences in alcohol metabolism: physiological responses to ethanol. Recent Dev Alcohol, 12:163–179.
301. WHO Europe | Nutrition – A healthy lifestyle [Internet]. Cited 13 Oct 2015. Retrieved from: www.euro.who.int/en/health-topics/disease-prevention/nutrition/a-healthy-lifestyle